学ぶことが大好きになる

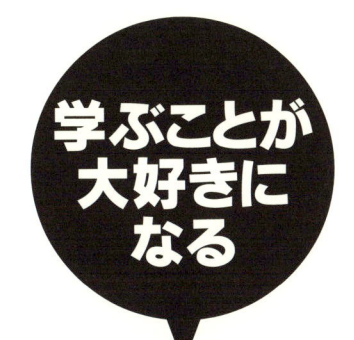

# ビジョントレーニング 2

視機能トレーニングセンター
JoyVision代表
米国オプトメトリスト

## 北出勝也
【著】

（見る力を
グングン伸ばして
楽しく学習）

図書文化

まえがき

# 楽しく続けることで効果が上がる

　このたびは『学ぶことが大好きになるビジョントレーニング 2』を出版させていただけることになり，感謝いたします。幸いにも教育書で初めてのビジョントレーニング指導書ということで前著の反響も大きく，本のトレーニングをやってみて成果が出ましたというお便りも数多くいただきました。大勢の先生方，学校で実践していただき，本当にありがとうございます。本書には，すぐに実践していただけるようなワークシートも豊富に入れておきましたので，できるところから使っていただきたいと思います。

　また新しい実践事例・研究も紹介しております。子どものもっている問題は視覚機能だけが原因とは限らず，重複していることも多く，視覚機能を改善しただけでは変化が見えにくいということもあります。しかし，子どもは困っているということを理解されるだけでも気持ちが楽になります。また，子どもの問題を理解することで，指導者・保護者の気持ちも楽になり，次にどうしていったらいいのか，ということを考えられるようになります。ビジョントレーニングを通して，そういう気づきを，もっともっと多くの方にもっていただきたいと願っています。

　昔ながらの遊びには，ビジョントレーニングの要素がたくさん入っていました。ケン玉，ビー玉，お手玉，ヨーヨー，あやとり，鬼ごっこ，馬とびなど体と眼を楽しく動かすことで自然に能力がついていったのでしょう。野山をただ走りまわって遊ぶというだけでも意味があったのです。今はそういうことはだんだんむずかしくなってきましたが，遊びの中で楽しくできるようなトレーニングもたくさんあります。「トレーニングは楽しく続けることで効果が上がる」ということを最近また確信するようになりました。成果を出しながらトレーニングされている方は，楽しく続ける工夫を上手にされています。楽しいトレーニングで皆の気持ちが明るくなり，生きる能力も向上していくことに，この本がまたお役に立てるように願っています。

平成24年5月

米国オプトメトリスト　北出勝也

学ぶことが大好きになる
# ビジョントレーニング2
見る力をグングン伸ばして楽しく学習

# 目　次

## まえがき

## 第1章　学校でビジョントレーニングを
1　学校でビジョントレーニングを　　8
2　通常学級における視覚機能向上の取組み　　9
3　眼科検診における子どもたちの視機能チェック　　14

## 第2章　眼の機能をチェックしてみよう
○視覚機能チェックリスト　　20
○視覚機能チェックリストの解説　　22
○眼球運動のチェック　　26
○数字読みテスト　　28
○線を眼でたどるテスト　　30
○模写テスト　　32
○視覚認知テスト　　34

## 第3章　ビジョントレーニングに挑戦！
○トレーニングの組み立て方　　38
○トレーニングメニューの例　　38
○学級など集団で行う場合　　39
○トレーニングの留意点　　40
○トレーニングの種類　　41

――トレーニングを始める前に　　45
▼追従性眼球運動のトレーニング
1　線なぞり　　46
2　線めいろ　　50

## ▼跳躍性眼球運動のトレーニング
- 3　ひらがな表・ローマ字表　54

## ▼両眼のチームワークのトレーニング
- 4　紙上ブロックストリングス　64
- 5　3Dビジョンのバリエーション　66

## ▼視空間認知のトレーニング
- 6　テングラム　68
- 7　スティックパズル　70
- 8　ジオボード　72
- 9　デラックスジオボード　74
- 10　道案内　76

## ▼ボディイメージのトレーニング
- 11　ボディロール　80
- 12　くるくる歩き　81
- 13　でんぐり返り　82
- 14　指の体操　83
- 15　クロスウォーク　84
- 16　方向体操　86
- 17　リズム体操　88

## ▼複合トレーニング
- 18　空中お絵かき　90
  追従性眼球運動と視空間認知のトレーニング
- 19　お手玉タッチ　91
  追従性眼球運動とボディイメージのトレーニング
- 20　ひらがな矢印チャート　92
  跳躍性眼球運動と音韻認識，ボディイメージのトレーニング
- 21　bdpqチャート　94
  跳躍性眼球運動と音韻認識，ボディイメージのトレーニング
- 22　動物を見つけよう　96
  跳躍性眼球運動と視空間認知のトレーニング
- 23　記号を見つけよう　100
  跳躍性眼球運動と視空間認知のトレーニング
- 24　図形を見つけよう　104
  跳躍性眼球運動と視空間認知のトレーニング
- 25　ビー玉ドライブ　108
  追従性眼球運動とボディイメージのトレーニング
- 26　眼のジャンプ　110
  跳躍性眼球運動とボディイメージのトレーニング
- 27　ボール&チャート　111
  跳躍性眼球運動と両眼のチームワークのトレーニング

28　ボール&バット　　　　　　　　　　　　　　112
　　追従性眼球運動とボディイメージのトレーニング
――トレーニングの最後に　　　　　　　　　　　113

## 第4章　教育現場での実践例

○小学生へのトレーニングの事例
　通常学級でできるビジョントレーニング　　　116
○小学生へのトレーニングの事例
　個別の課題に応じたトレーニング　　　　　　118
○小学生へのトレーニングの事例
　自閉症・情緒障害特別支援学級での事例　　　120
○中学生へのトレーニングの事例
　抵抗感をへらす文字の指導　　　　　　　　　122
○特別支援学校でのトレーニングの事例
　「文字の形を整えて書く」ことをめざして　　124
○盲学校でのトレーニングの事例
　形の認識が困難な弱視の児童へのトレーニング　126

**視覚機能を調べる検査には
どのようなものがあるか**　　　　　　　　　　114

**トレーニンググッズとホームページのご案内**　128

## あとがき

# 第1章
## 学校でビジョントレーニングを

# 1. 学校でビジョントレーニングを

　前作『学ぶことが大好きになるビジョントレーニング』をお読みになった多くの先生方に，学校でビジョントレーニングに取り組んでいただけたことを，大変うれしく思います。なかには，次節で紹介するように，学年全体でトレーニングに取り組んで成果があったという画期的な報告も出てきています。学習の準備段階として，学ぶために必要な「見る力」を見直し，教室のすべての子どもたちを対象にトレーニングを取り入れていただければ，見る力の発達に少し遅れがあって学校生活で困っている多くの子どもが救われていくのではないかと思います。

　眼を動かす眼球運動トレーニング（P26参照）は，授業の初めに行うことで集中力が高まり，子どもたちが学習にスムーズに入れるようになるという実践者の報告もあります。トレーニングを行うことで，授業への集中力が高まったり，読む正確さが上がったり，読むスピードがさらに速くなったりするということは，眼球運動の力に問題のない子どもたちにとっても，意味のあることです。ぜひ，ふだんの学習の中に，トレーニングを取り入れていただければと思います。

　算数の図形の問題，漢字の形を覚えることが苦手な場合には，視空間認知を高めるパズルのトレーニングを取り入れていただくと，具体的な図形の形や漢字の形が認識しやすくなり，学習が進みやすいということもあるようです。現在は，授業のなかで，子どもたちが手を動かして学ぶ時間が少なくなっていますが，これらの作業的な経験は，その後の学習を積み上げていくうえでの基礎となります。手を使って形に触れることで認知力を高めるトレーニングは，すべての子どもたちに必要なのではないかと私は考えています。

　思えば，ケン玉，ビー玉，ベーゴマ遊び，大縄とび，ゴムとび，おはじき，あやとり，カルタ遊び，積み木遊びなど，「昔遊び」の中には，眼と体を使うトレーニングや視空間認知力を高めるトレーニングになるものがたくさんありました。家のお手伝いでも，掃きそうじ，窓拭き，床拭き，洗濯，お風呂を沸かすことなどをしながら，眼と体を使っていましたし，広い野外で体を動かして遊ぶということをしながら，色んなところを見て体を動かすことができていました。最近は，このような遊びや活動が少なくなったために，子どもたちの見る力や体を動かす力が発達しにくくなったということもあるでしょう。

　学校の活動の中でビジョントレーニングを行うことには制約があると思いますが，先生方には「眼と体の力を育む」という視点をもって，ふだんの学校生活のなかに，できることから取り入れていただければと思います。

## 2. 通常学級における視覚機能向上の取組み

　ビジョントレーニングは，読み書きなどに困難がある子どもに個別に実施するだけでなく，学級全体で取り組むことも有効です。子どもたちへの実態調査から，視覚機能を向上させる取組みの必要性を感じとり，よりスムーズに文章を読んだり，視覚的認知を行ったりすることをめざした，小学校１年生の通常学級での取組みを紹介します。住田裕貴先生（鹿屋市立鹿屋小学校）の実践です。

### ● 実態を把握するために

#### ①視力と視覚機能

　７月に１年生全員（３学級，82名）の近見視力（眼から30～40cm先を見るのに必要な視力）の簡易検査を行いました。通常の視力検査で用いるランドルト環の30／500サイズの視標を３つ用いて（0.3，0.5，0.8），左・右・両眼の３パターンの検査を行った結果，全体的に子どもたちの近見視力が弱いことがわかりました。このほか，0.3，0.5，0.8と視標が小さくなるにつれて，顔を視標に近づけたり，まばたきが多くなったりする子どもたちの様子がみられましたが，これは調節力の弱さによるものと考えられます。

　近見視力のほかに，図形模写も行いました。左右単眼視よりも両眼視の結果の方が悪い子どもは，図形模写でもあげられることがありました。

#### ②生活面・学習面の様子観察

　子どもたちの生活面・学習面の様子を，23項目にわたって学級担任に観察してもらいました。観察は学期末ごとに行い，子どもたちの変容をとらえる参考にしました。７月の観察では，「読み書き」や「動くものを見ること」「課題に対する集中」といった学習面で，つまずきやすいと思われる子どもが１割前後いることがわかりました。こうした子どもたちのつまずきは，日常生活における子ども同士のかかわりや，学習の取組みへも大きな影響を及ぼすと考えられます。そこで，学級において対応していく必要があると考えました。

### ● 学級での取組みの実際

#### ①眼球運動の向上

　学習の進度に応じて，追従性眼球運動，跳躍性眼球運動，輻輳性眼球運動（寄

り眼）を向上させるトレーニング（P26参照）を年度末まで繰り返し行いました。取組みを始めた頃は，一連の動作を終えるまでに時間がかかりましたが，次第に短くなってきました。以下に留意点をあげます。

ア　子どもたちと「眼の準備運動」として取り組む。
イ　朝の時間帯（朝の学活あるいは1時間目の始まり）に5分程度行う。
ウ　通級指導教室担当の教師が各学級に入って指導する。子どもと一緒に視標を持ちながら取り組んだりする。
エ　子ども同士のペアで取り組むことができるように指導していく。「広げた両手をつなげた長さが，視標を置く位置だよ」などと，子どもがおおよその距離をとらえることができるように工夫する。
オ　取り組む内容は段階的に増やし，子どもの負担にならないようにする。

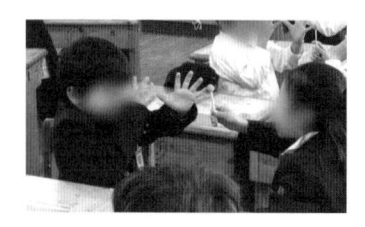

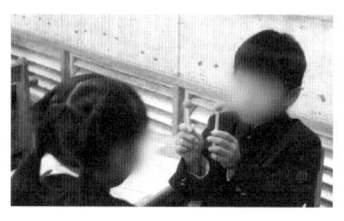

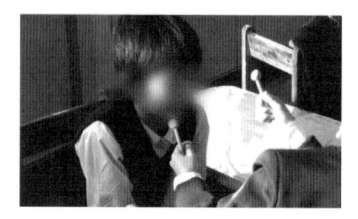

② 図形模倣（テングラムとスティックパズル）

　追従性眼球運動，跳躍性眼球運動，輻輳性眼球運動（寄り眼）がスムーズにできるようになってからは，テングラムやスティックパズルなどの図形模倣も行いました。

　トレーニングでは，文字の学習をとくに意識していなかったものの，「あれ，片仮名の『キ』になったよ」「漢字の『川』ができた」など，学習した文字とスティックパズルで構成した「形」が一致することに気づく子どもたちの声を聞くことができました。これらの活動からは，書き間違いが多かったり，落ち着きがなかったりする部分に目がいきがちであった子どもたちの，視知覚能力の問題に気づくことができました。

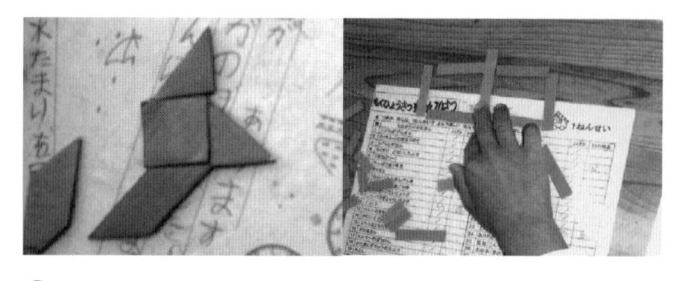

③ マスコピー

　マスコピーは，視線のジャンプをすばやく正確にできることが求められる教材

で，筆記用具を用いることから，眼と手の協応性も求められます。

　No.1は，文字数は少ないものの，マス全体の中のどのあたりに位置するかを把握し続ける力や，注意を持続する力が求められます。No.2は，左右のマスを相互に確かめながら行わなければならないうえ，すべてのマスが埋められるわけではなく，位置関係と文字の有無を確かめながら取り組む必要があります。No.3は，似た文字が並んでいて，全体の中での位置とともに，文字の細部に注意を払い続ける力が求められます。

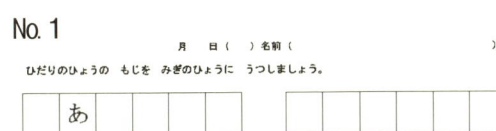

No.1　　　　　月　日（　）名前（　　　　　　）
ひだりのひょうの　もじを　みぎのひょうに　うつしましょう。

No.2　　　　　月　日（　）名前（　　　　　　）
左のひょうの　もじを　右のひょうに．右のひょうの　もじを　左のひょうに　うつしましょう。

No.3　　　　　月　日（　）名前（　　　　　　）
ひだりのひょうの　もじを　みぎのひょうに　うつしましょう。

■マスコピーのやり方
・左側のマスに記されている文字を右側のマスに記入する。
・左側のマスが空欄の場合は，右側のマスにも何も記入しない。

## ● 子どもたちの変容

### ①眼球運動の向上

　子どもたちは，はじめはお互いの眼の動きを見ながら笑い声を上げることもありましたが，しだいに視標に集中するようになっていきました。80名以上の子どもたち一人一人について，眼球運動の評価を行うことはできませんでしたが，学級での取組みの様子から，眼球を動かすことで疲れを感じたり，まばたきが増えたりすることがなくなっていることが感じられました。

### ②図形模倣

　タングラム，スティックパズルともに，徐々に模範図と同じ形を作れるようになっていきました。大きな変容としては，タングラムでは形の向きや図形の位置

関係を，スティックパズルではスティックの長さや傾きを，子どもたちがだんだん意識しながら取り組むようになっていったことがあげられます。これは，両眼視ができるようになってきていることも関係があると思われました。

子どもが自分で細かい違いに気づくようになったことは，教師が，子どもの力をより肯定的に見ることにもつながったと思います。

### ③生活面・学習面の様子観察

それぞれの学級担任による観察の結果，次の表のようになりました。

|  | 1学期末 | 2学期末 | 3学期末 |
| --- | --- | --- | --- |
| 読んだり書いたりするとき，本やノートに目を近づける | 8.80% | 7.40% | 7.40% |
| 読むときに，行を飛ばしたり同じところを何度も読んだりする | 13.80% | 3.70% | 4.90% |
| 読むときに頭が一緒に動く | 3.80% | 0.00% | 2.50% |
| 読むのに非常に時間がかかる | 11.30% | 8.60% | 8.60% |
| ひらがなや漢字の書き間違いが多い | 11.30% | 9.90% | 11.10% |
| 似たような文字を間違える | 3.80% | 8.60% | 4.90% |
| 黒板に書いた文をノートなどに書き写すのに時間がかかる | 16.30% | 4.90% | 2.50% |
| 文字を書くときに，マスからはみ出したり，読めないくらい形が整わない文字を書くことがある | 11.30% | 9.90% | 4.90% |
| 筆算の計算で，桁を揃えてノートに書き，計算することがむずかしく，書くうちに位がずれてしまうことがある | 0.00% | 2.50% | 1.20% |
| 集中して「本を読む」「文字を書く」などの作業ができない | 10.00% | 8.60% | 8.60% |
| 頭をかしげるなど，横目でものを見ることがある | 2.50% | 2.50% | 3.70% |
| 図形の問題が苦手で，かくことが苦手な図形がある | 0.00% | 7.40% | 3.70% |
| 計算はできるが，文章題になると理解することがむずかしく，答えが出せないことがある | 0.00% | 7.40% | 8.60% |
| まばたきをする，目をこする，目を細めることがよくある | 1.30% | 3.70% | 2.50% |
| ボール遊びが苦手である | 12.50% | 2.50% | 0.00% |
| 投げられたボールをうまく受け取ることがむずかしい | 1.30% | 3.70% | 2.50% |
| 形を写すのが苦手である | 2.50% | 6.20% | 2.50% |
| 手先を使う作業が苦手である | 3.80% | 3.70% | 4.90% |
| はさみを使って直線上や曲線上をうまく切ることができず，不器用である | 5.00% | 6.20% | 7.40% |
| 作業や話を聞くときなど，集中して見ることが苦手で，絶えず視線を動かす様子がみられる | 10.00% | 8.60% | 3.70% |
| ダンスや体操で，まねをして体を動かすことが苦手である | 1.30% | 7.40% | 6.20% |
| 見たものや人物，ものの形をかくことが苦手である | 1.30% | 6.20% | 3.70% |
| 生活の中で左右を間違えることがある | 5.00% | 1.20% | 0.00% |

1学期末に10%以上あった項目のほとんどが，2学期末には10%以下になっており，2学期の取組みが大きな成果をあげたと考えられます。しかしその反面,「ひらがなや漢字の書き間違いが多い」というつまずきは3学期末まで続いており，視覚機能以外の要因を探っていく必要があると考えられました。

## ● 成果と課題

### ①成果

　1年生全員に近見視力検査を行うことによって，通常学級でも「見る力」の弱い子どもが多くいることが明らかになりました。また，継続的な取組みやねらいをもった取組みにより，それらの子どもに変容が見られることがわかりました。

　「眼球運動に取り組んだ後は，学習の導入がスムーズに進むことが多い」という学級担任の意見もありました。断言はできないものの，眼球運動の向上と注意集中力の向上には関係があるのかもしれません。

　また，子どもたちの活動の様子を観察しながら，その子の特性，具体的な配慮の必要性などについて，通級指導教室担当と学級担任で話し合うことができました。日常の会話からも，学級担任が学習における視覚機能の役割について考えたり，子どもの特性を考慮して指導したりしている様子がうかがわれ，教師にもこの取組みが生かされていることがわかりました。

### ②課題

　本取組みでは，近見視力検査に1.0の視標を用いることができなかったため，子どもたちの近見視力を大まかにはとらえられたものの，十分に判断することができませんでした。また，様子観察をもとに学期末毎に評価をしましたが，学級担任の主観による観察であったことから評価の観点が共通していたとは言えず，一貫した基準をもとに評価することができませんでした。

　トレーニングの日や時間は，学習の進展や学校行事等により，各学級で設定が異なりました。そのため，取り組んだ回数に違いがあり，学級によってトレーニングの進度や経験に差が出てしまいました。

　時数をもっと確保できれば，子どもたちが体を使って楽しみながらできる，屋外あるいは広い屋内運動場での遊び（粗大運動等）を通して，視覚機能向上の取組みを行うことも考えられると思います。

# 3. 眼科検診における子どもたちの視機能チェック

　次に，小学校の眼科検診において，子どもたちの視機能のチェックを行った，大阪のハマダ眼科（濱田恒一医院長）の実践について紹介します。
　現在，特別支援教育の実施により，通常学級に在籍する発達障害の子どもたちの存在が注目されていますが，ＬＤやディスレクシアなど，読みに困難のある子どもへの支援は十分に提供されていないのが現状です。読み困難は学習全般における多様な困難へと波及し，また二次的な問題をきたすことや，将来的には社会参加において不利益や制限が生じる可能性も指摘されています。そこで，学校が実施する毎年の健康診断において，「読み困難」を意識した視機能の評価をすることができると，特別支援教育を進めていくうえでとても役立つ情報になります。

【出典】　大嶋有貴子・濱田恒一・神田真和・矢野加世子・庄司ふゆき・守田好江「読み困難を持つ児童を意識した眼科検診の取り組み」（眼科臨床紀要）
　　　　　大嶋有貴子・神田真和・濱田恒一・守田好江「パソコンを利用した視機能訓練の取り組み」（日本小児眼科学会）

## ● 対象と検査の内容

　大阪市内の公立小学校の児童357人を対象に，健康診断の眼科検診で，養護教諭が行う通常の視力検査（遠見視力検査）に並行して，視能訓練士３名が複数の視機能検査を実施しました（平成22年４月）。
　実施した視機能検査は学年により異なりますが，遠見視力，近見視力，近見立体視，輻輳近点，眼位・眼球運動検査，ＤＥＭの６種類です。また，４年生以上には，読みの困難に対する自覚症状についてのアンケートを行いました。
　今回の調査で１クラスで確保できた時間は，従来の視力検査と並行した45分間でした。時間的制約から，視機能の各検査について，項目は限定して行いました。また，眼科校医の検診日は後日に設定し，検査結果とあわせて視診を行いました。

## ● 結果とまとめ

### ①遠見視力

　５ｍの距離で測る通常の視力検査です。教室のどの席からも黒板の字が見えるとされる視力0.7未満の児童が357名中117名（32.8％）で，うち視力0.3未満が22名（6.2％）でした。またこの中には，眼鏡をかけていながら，視力0.3未満

の4名が含まれていました。

### ②近見視力

30～40cmの距離で測る視力検査です。近見視力0.7以下の児童は301名中8名（2.7％）でした。この中には遠見視力0.8以上の2名も含まれていました。

### ③近見立体視

検査用の図を用い，近距離（40cm）で奥行きを感じる力を調べる検査です。所要時間80秒以上の児童は357名中10名（2.8％）で，これらの児童は奥行きを感じる力が弱いことがわかりました。このうち8名には明らかな斜視はありませんでした。

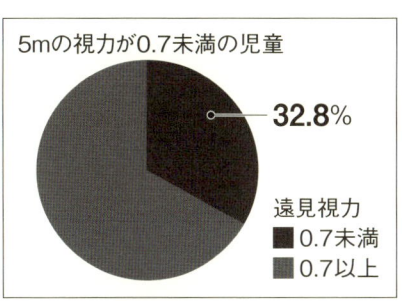

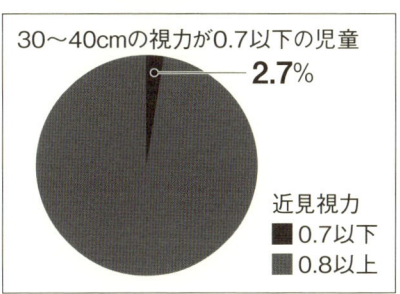

### ④輻輳近点

視標を近づけていった時，両眼を寄せることのできる距離の限界を調べる検査です。眼前から10cm以上の児童が292名中25名（8.6％）で，これらの児童は眼を寄せる力の弱いことがわかりました。

### ⑤眼位・眼球運動

眼位は両眼の向きの傾向で，見ているものから片眼がずれているのが斜視です。外斜視・内斜視はそれぞれ357名中1名，跳躍性眼球運動・追従性眼球運動が不良の児童は292名中17名（5.8％）でした。

### ⑥ DEM

ランダムな数字表を読んで眼球運動能力を調べる検査です。DEM比率が1.5以上の児童は163名中12名（7.4％）でした。DEM比率は音韻認識の弱さに関係なく，眼球運動に影響を受けるという報告もあります。これらの児童は，眼球運動の不良によって，読みの困難が生じている可能性も考えられることがわかりました。

### ⑦読みに関するアンケートの結果

学習に関する15項目の質問に，0（ない），1（たまに），2（ときどき），3（しばしば），4（いつも感じる）の5段階で回答してもらい，点数の合計が30ポイント以上を，読みの困難について「自覚症状が強い」としました。

その結果，「自覚症状が強い」児童が，4

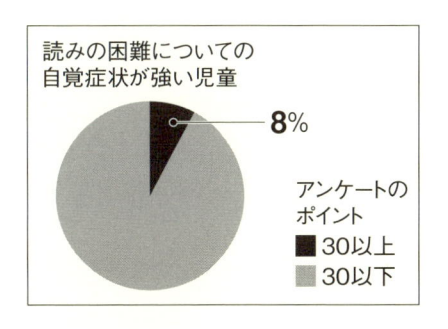

年生以上163名中13名（8.0%）いました。このうち8名は，近見立体視，輻輳近点，眼位・眼球運動，ＤＥＭの各検査で問題ありとされた児童で，2名は眼球運動においてやや難ありと判定された児童でした。0.7未満の視力不良の児童も含めると，13名すべてにおいて何らかの視機能低下が認められました。

⑧まとめ

　以上の検査結果から，「通常の視力検査で0.8以上でも，近見視力が不良とされた児童が2名いたこと」「明らかな斜視ではないが，奥行きを感じる力が不良な児童が8名いたこと」は，注目すべきポイントです。近見視力や近見立体視の検査は，学習に支障をきたしていると思われる中程度の遠視や乱視の検出に有用であると思われます。また，アンケートの結果から，読み困難を自覚している児童の存在も予想以上に明らかになりました。

## ● 視機能と読みの困難との関連

　平成14年に文部科学省により行われた「通常の学級に在籍する特別な教育的支援を必要とする児童生徒に関する全国実態調査」では，「読む」または「書く」に著しい困難を示す児童生徒は2.5%と報告されています。しかし，現在，日本において読みに困難のある児童生徒に対する眼科的診断，支援はごく限られた施設でしか行われていません。児童生徒の診療を行う際に，視力に加えて，眼球運動や調節効率などの動的な視機能評価を行い，早期に読み困難を見つけ出すことは，彼らの学習活動を補償するうえで大変重要です。

　「読み困難」については，眼の調節や眼球運動などの視機能障害に起因しているという報告があり，学習活動を円滑に行うためには，遠見視力だけでなく近見視力，調節，近見立体視，輻輳近点，跳躍性眼球運動，追従性眼球運動などのさまざまな視機能を必要とすると考えられています。

　したがって，通常の眼科検診にはないこれらの検査やアンケートを行うことは，児童の視機能の能力や読み困難の実態を把握するうえでたいへん有用であり，学校健診にこれらの視機能評価を標準として取り入れることが早急に望まれます。

　読みに困難のあるとわかった児童に対しては，ビジョントレーニングを行うことで，視機能が改善することが統計的にも有意に認められています。通院による訓練や，家庭でもできるパソコンを通した訓練など，児童生徒に視機能改善の機会と情報が，広く行き渡るような仕組みがつくられることが必要だと思われます。

## 読みの困難に対する自覚症状のアンケート（ハマダ眼科作成）

### 自分の目について考えてみよう

書いた日　　年　　月　　日

___年___組___番 名前_____

おたんじょう日　：　平成___年___月___日

眼鏡をかけていますか？　　　　　　　　（　いる　　　いない　）
目医者さんに行ったことがありますか？　（　ある　・　ない　）
自分の目について知っていることがあれば書いてください。
（　　　　　　　　　　　　　　　　　　　　　　　　　）

本を読んだり，勉強をしているときのことをおもいだして，つぎの質問に答えてください。
答はつぎの5つの中から選んで番号で書いてください。

```
0--------1--------2--------3--------4
ない    たまに   ときどき  しばしば  いつも
```

1　(　)　目がつかれますか？
2　(　)　気分が悪くなることがありますか？
3　(　)　頭が痛くなることがありますか？
4　(　)　眠くなりますか？
5　(　)　集中できなくなることがありますか？
6　(　)　読んだあと，何がかいてあるかおもいだせないことがありますか？
7　(　)　ものがふたつにだぶってみえることがありますか？
8　(　)　読もうとしている言葉や文字が動いたり，飛んだり，浮いたり，揺れてみえることがありますか？
9　(　)　読むのが遅いほうだとおもいますか？
10　(　)　目(め)が痛くなることがありますか？
11　(　)　たくさん歩いて足が痛くなるときと同じような感じで目が痛くなることがありますか？
12　(　)　目のまわりがはれぼったくなることがありますか？
13　(　)　読んでいるときに，文字がぼやけたり，またはっきりみえたりと変わってみえることがありますか？
14　(　)　読んでいる場所がわからなくなることがありますか？
15　(　)　同じ行や言葉を何度もよみなおすことがありますか？

保護者・教師コメント補足欄

Borsting EJ, Rouse MW, et al "Validity and reliability of the revised convergence insufficiency symptom survey in children aged 9 to 18 years" *Optom Vis Sci* 80: 2003, 832-838. を守田好江が改訳

# 第2章
## 眼の機能をチェックしてみよう

この章では，ご家庭や学校で簡単にできる視覚機能のチェック方法を紹介します。ぜひ一度，子どもさんと一緒に取り組んでみてください。

　視力の低下，斜視や眼の病気などがあり，トレーニングを行ってもよいかどうかわからない場合は，最寄りの眼科医や著者までご相談ください。また，お近くに相談機関がある場合は，そちらで検査を受け，アドバイスをもらいながらトレーニングを行うのもよいと思います。トレーニングについて相談できる機関は，巻末の131ページに紹介しています。

## ● 視覚機能チェックリスト

　右の「視覚機能チェックリスト」は，視覚機能の困難から生じやすい子どもの様子をまとめたものです。このチェックリストは，前作でも紹介した，今関裕恵先生の調査がもとになっています。学校や家庭でのお子さんの様子を思い出しながら，当てはまる項目があるかどうかをYES・NOで答えてみましょう。YESの項目があった場合は，22～25ページの「チェックリストの解説」を読んで，背景にどのような問題が考えられるかを検討してください。

　より正確に子どもの実態をつかむためには，実際に課題をやりながら，眼の動きができているかをチェックしましょう。

　まず，26～27ページを参考に，眼球運動のチェックをします。うまく眼を動かすことができない場合には，これらの基本的な動きからトレーニングをスタートしましょう。その後，より具体的なテスト（28～35ページ）を行ってみて，苦手な課題を中心にトレーニングを進めていくとよいと思います。それぞれの課題の後に，おすすめのトレーニングを紹介していますので，参考にしてください。

# 視覚機能チェックリスト

| | 質 問 | 答 え |
|---|---|---|
| 1 | 音読のとき，行を飛ばしたり，同じところを何回も読んだり，読んでいる場所がわからなくなったりすることがある | YES・NO |
| 2 | 読むときに，非常に時間がかかる | YES・NO |
| 3 | 読むときに，大きく頭や体を動かす様子がみられる | YES・NO |
| 4 | 近くを見るときに，頭を斜めにして見ようとしたり，しきりに眼をこすったりする様子がみられる | YES・NO |
| 5 | 黒板に書いた文をノートなどに書き写すこと（板書）に時間がかかる | YES・NO |
| 6 | 文字を書くときに，マスからはみ出したり，読めないくらい形が整わない文字を書くことがある | YES・NO |
| 7 | 筆算の計算で，桁をそろえてノートに書き，計算することがむずかしく，書いているうちに位がずれてしまうことがある | YES・NO |
| 8 | ボール運動が苦手で，投げられたボールをうまく受け取ることがむずかしい | YES・NO |
| 9 | はさみを使って直線上や曲線上をうまく切ることができず，不器用である | YES・NO |
| 10 | 作業や話を聞くときなど，集中して見ることが苦手で，たえず視線を動かす様子がみられる | YES・NO |
| 11 | 書くことが苦手で，漢字をなかなか覚えられない。ひらがなや漢字の書き間違いが多い（鏡文字など）。似たような漢字を間違えることがある | YES・NO |
| 12 | 図形の問題が苦手で，かくことが苦手な図形（例えば，ひし形など）がある | YES・NO |
| 13 | 計算はできるが，文章題になると理解することがむずかしく，答えが出せないことがある | YES・NO |
| 14 | ダンスや体操で，まねをして体を動かすことが苦手である | YES・NO |
| 15 | 見たものや人物，ものの形などをかくことが苦手である | YES・NO |
| 16 | 靴など，生活のなかで左右を間違えることがある | YES・NO |

## ● 視覚機能チェックリストの解説

チェックリストの1〜10番は，おもに視覚の入力系の機能，11〜16番は，おもに視覚の処理系の機能に問題がある可能性を示しています。背景に，眼を使う体験が少ない・視覚機能の発達の遅れなど，どのような問題が考えられるのか，一つ一つの項目について見ていきましょう。

### 入力機能とかかわる問題

**1．音読のとき，行を飛ばしたり，同じところを何回も読んだり，読んでいる場所がわからなくなったりすることがある**

眼球をスムーズに動かせないため，行の途中で文字を飛ばして読んでしまったり，違う行に目線が移ってしまうことから起こりやすい問題です。

**2．読むときに，非常に時間がかかる**

文字を音の情報に変換することに時間がかかってしまうという場合もありますが，目線を行にそって正しく速く追えないため，速く読めないことがあります。

**3．読むときに，大きく頭や体を動かす様子がみられる**

眼がスムーズに動かないため，頭や体を補助的に動かしながら読んでしまうことがあります。

**4．近くを見るときに，頭を斜めにして見ようとしたり，しきりに眼をこすったりする様子がみられる**

両眼のチームワークの問題で，両眼をきっちりそろえて同じ方向に向けるのがむずかしいことから起こります。この場合，両眼で見ようとすると，文字が二重に見えてしまうため，それを避けるために，無意識に片眼だけで見ようとしてしまいます。ものが二重に見える状態は非常にやっかいなので，見て理解することがむずかしくなります。また，眼が疲れやすくなるため，読むこと自体をあきらめてしまうこともあります。

> 5．黒板に書いた文をノートなどに書き写すこと（板書）に
>    時間がかかる

　これも，両眼のチームワークの問題から起こることがあります。黒板の文字を書き写すときは，遠くの黒板から近くのノートへ，近くのノートから遠くの黒板へと，目線を繰り返し動かす動作が必要ですが，近くを見るときに両眼を寄せたり，遠くを見るときに離したりという動きが効率よくできないために，速く写せないことがあります。

> 6．文字を書くときに，マスからはみ出したり，読めないくらい
>    形が整わない文字を書くことがある

> 7．筆算の計算で，桁をそろえてノートに書き，計算することが
>    むずかしく，書いているうちに位がずれてしまうことがある

　6番と7番は，手先の器用性の問題から起こることもありますが，目線がしっかりとえんぴつの先を捉えられていなかったり，眼球運動と手の動きをうまく協調させられないことからも起こります。眼球運動が上手になってくれば，手の運動にもよい影響を与えます。また，正しい文字の形をしっかりとイメージできていないために，うまく書けない場合もあります。

> 8．ボール運動が苦手で，投げられたボールをうまく受け取ることが
>    むずかしい

　これも眼球運動の問題で，ボールの動きをしっかり捉えられていないことから起こります。動きのあるものに対して，眼の動きを合わせていけないため，大縄跳びなど動きのあるものに反応する運動は，全般に苦手になってくることが多くあります。

> 9．はさみを使って直線上や曲線上をうまく切ることができず，
>    不器用である

　これも，手先の器用性と関連がありますが，目標となる線をしっかりと捉える目の動きができているかどうかも問題になります。この機能は，手先を使う作業全般に必要なことです。折り紙をうまく折ることができないなどという場合も，眼球運動の問題が関連していることがあります。

> 10. 作業や話を聞くときなど，集中して見ることが苦手で，たえず視線を動かす様子がみられる

　注意集中力の問題と関連しています。眼球運動をコントロールしている脳の前頭葉という場所は，注意を司っている場所とも重なっています。注意集中が苦手な人は，眼球運動のコントロールも苦手である場合があります。

## 処理機能とかかわる問題

> 11. 書くことが苦手で，漢字をなかなか覚えられない。ひらがなや漢字の書き間違いが多い（鏡文字など）。似たような漢字を間違えることがある

　文字の形を正しく認識できない・イメージできない，ということが考えられます。文字の形の上下左右の方向性の理解，線の交わり方の理解がむずかしいことがあります。

> 12. 図形の問題が苦手で，かくことが苦手な図形（例えば，ひし形など）がある

　文字と同じように，図形の形を正しく認識したり，イメージできないことが考えられます。とくに，三角形やひし形など，斜めの線がある図形の場合によくみられます。その場合，斜め方向の形の理解がむずかしいことがあります。

> 13. 計算はできるが，文章題になると理解することがむずかしく，答えが出せないことがある

　これは，単純な計算ならできても，文章の意味を読み取って，出来事をイメージするのがむずかしいということです。

> 14. ダンスや体操で，まねをして体を動かすことが苦手である

　自分の体の動きをイメージすることがむずかしいということです。体の各部分を理解すること，各部分の動かし方を理解することが必要になります。

> 15. 見たものや人物，ものの形などをかくことが苦手である

　外の世界を見て，それを抽象化してイメージすることがむずかしいということ

です。

**16. 靴など，生活のなかで左右を間違えることがある**

　体には右半身と左半身があることを，理解するのがむずかしいということです。自分の体のなかの右と左が理解できれば，ものの位置関係も理解することができます。

⬇

チェックリストの1～10までに"YES"があった場合は
次のトレーニングに取り組みましょう。

**追従性眼球運動のトレーニング**▶46ページへ*Go!*
**跳躍性眼球運動のトレーニング**▶54ページへ*Go!*
**両眼のチームワークのトレーニング**▶64ページへ*Go!*

チェックリストの11～16までに"YES"があった場合は
次のトレーニングに取り組みましょう。

**視空間認知のトレーニング**▶68ページへ*Go!*
**ボディイメージのトレーニング**▶80ページへ*Go!*

## ● 眼球運動のチェック

　基本的な眼の動き（眼球運動）がどのくらいできているかをチェックするために，簡単な課題を行ってみましょう。ここでは，①追従性眼球運動，②跳躍性眼球運動，③両眼のチームワークをチェックします。

　眼球運動のチェックを開始する前には，静止している視標を5秒間注視できるかどうかを確認してください。これができない場合は，静止物をじっと見つめるところからトレーニングを始めることが必要です。45ページのウォーミングアップの課題から取り組みましょう。

### ① 追従性眼球運動のチェック

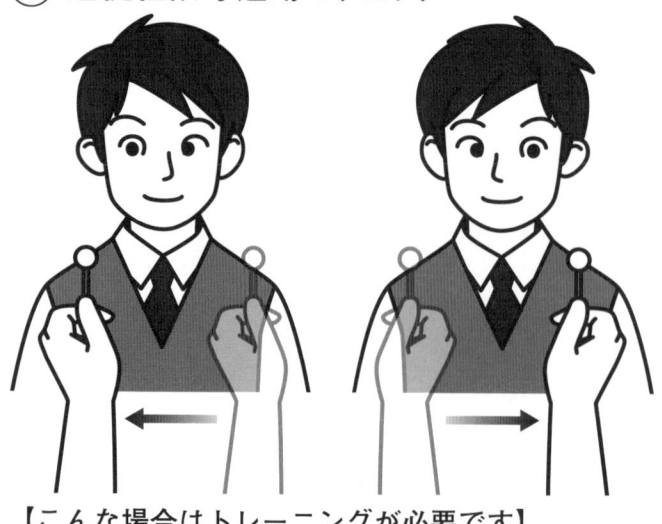

**対象をゆっくりと眼で追う動きをチェックします**

顔から40cmくらいの距離で視標をゆっくりと，20～30cmの範囲内で，タテ・ヨコ・斜めに動かし，眼で追います

【こんな場合はトレーニングが必要です】
- ●「動かさないように」と言っても，どうしても体や頭が動いてしまう
- ●眼が途中で止まって，視標から視線がはずれてしまう
- ●視標を追わないで，動きを予想して眼を動かそうとしている

## ② 跳躍性眼球運動のチェック

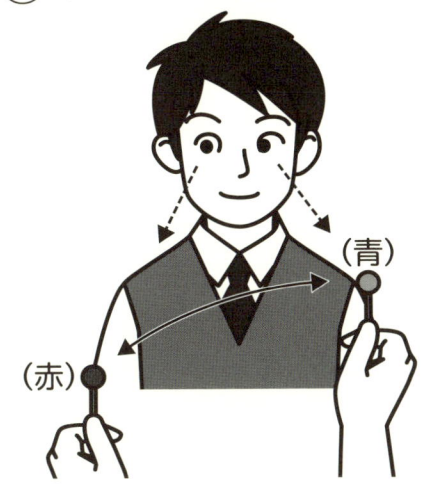

**必要な箇所に，パッパッとすばやく眼を移動させる動きをチェックします**

「赤」「青」など，指示された視標をすばやく見ます
顔から40cmくらいの距離で，30cmくらいの幅で，タテ・ヨコ・ナナメの方向でチェックします

【こんな場合はトレーニングが必要です】
- 「動かさないように」と言っても，どうしても体や頭が動いてしまう
- 眼が途中で止まってしまう
- 眼を動かすとき，直線的でなく，曲線的に動かす

## ③ 両眼のチームワークのチェック

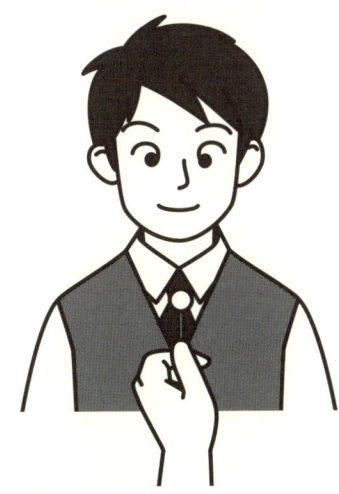

**両眼の方向をそろえて見る動きをチェックします**

まず視標が1つに見えていることを確認します
50cm離れたところから，両眼の間にゆっくりと視標を近づけていきます

【こんな場合はトレーニングが必要です】
- 対象が，眼から10cm以上離れたところで2つに見えてしまう
- 眼から10cm以上離れたところで片眼がはずれ，両眼で見ていない
- 10cm以上近づけると，はっきりと見えない（理想は2～3cm）

第2章 ▶ 眼の機能をチェックしてみよう

## ● 数字読みテスト

数字読みテストを，どのくらいスムーズに読めるかをチェックしましょう。
①右上からタテに，声に出して読みましょう。
②左上からヨコに，声に出して読みましょう。

## 結果の見方

| 判定 | 評価の基準 |
| --- | --- |
| ○ よい | 数字がすらすら速く読める |
| △ やや弱い | 数字をいくつか飛ばすが速く読める |
| ▲ 弱い | 行飛ばしが多く読むのも遅い |
| × 非常に弱い | まったく混乱して読めない |

△や▲や×だった場合は，第3章のトレーニングへ進みましょう。

**おすすめのトレーニング**

ウォーミングアップ ▶ 45ページへ **Go!**
追従性眼球運動のトレーニング ▶ 46ページへ **Go!**
跳躍性眼球運動のトレーニング ▶ 54ページへ **Go!**

## 数字読みテスト

```
3        2     5     2    6
   8 4 3    3           7
     3    7    4     4 4
2 4        6    3     3
       2 8  7 6    2
7       9    4    4 7
   3       3 8       6 3
      5 6      9 7 9
5 2     9 5             8
   1 9         2 3   8
9    2       1       4  9
```

## ● 線を眼でたどるテスト

31ページのテストで,どのくらい速く,正確に反対側までたどりつけるか,チェックしましょう。

### 結果の見方

| 判定 | 評価の基準 |
| --- | --- |
| ○<br>よい | 5つとも,眼だけで速く正確にたどりつける |
| △<br>少しよくない | 3つは正確にたどりつける |
| ×<br>よくない | 5つともたどりつけない |

△や×だった場合は,第3章のトレーニングへ進みましょう。

**おすすめのトレーニング**

ウォーミングアップ ▶ 45ページへ**Go!**
追従性眼球運動のトレーニング ▶ 46ページへ**Go!**

線を眼でたどるテスト

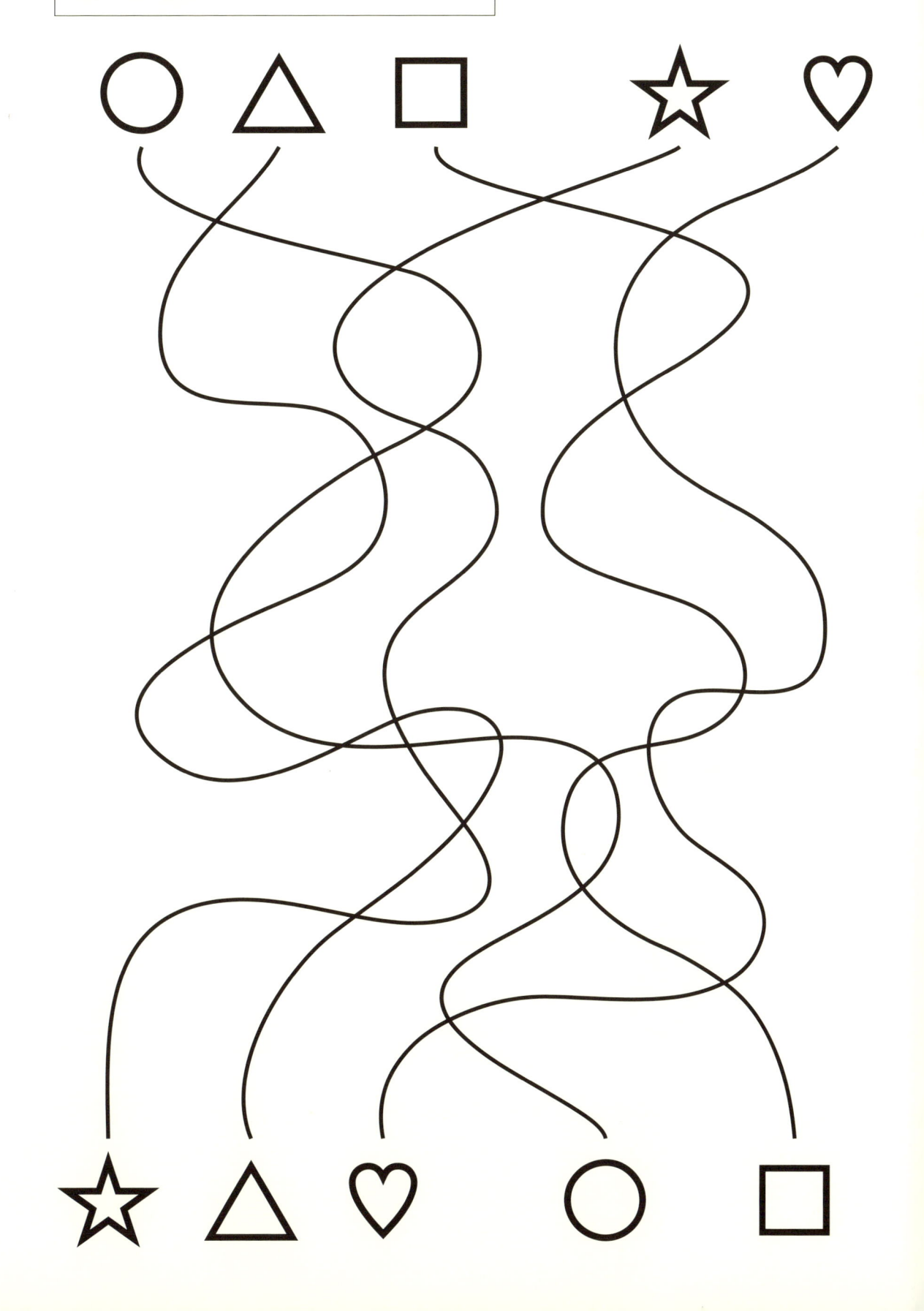

## ● 模写テスト

33ページのテストで，どのくらい正しく書き写せるか，チェックしましょう。

### 結果の見方

| 判定 | 評価の基準 |
|---|---|
| ○ よい | すべて正しく書ける |
| △ 少しよくない | 1つか2つ，正しく書けないものがある |
| × よくない | 3つ以上，正しく書けないものがある |

△や×だった場合は，第3章のトレーニングへ進みましょう。

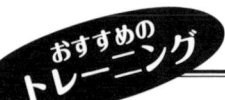

**おすすめのトレーニング**

視空間認知のトレーニング ▶ 68ページへ **Go!**
ボディイメージのトレーニング ▶ 80ページへ **Go!**

# 模写テスト

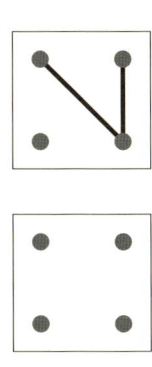

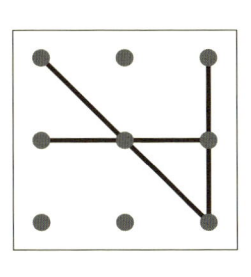

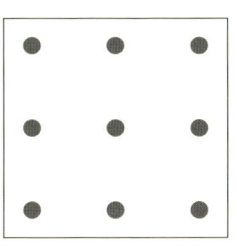

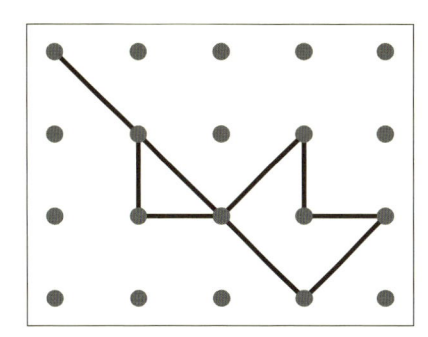

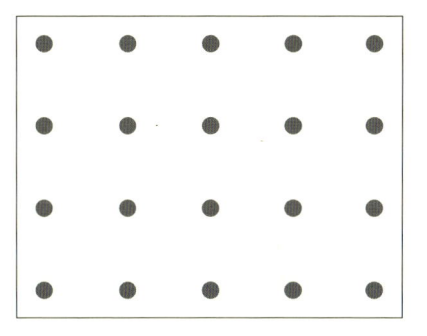

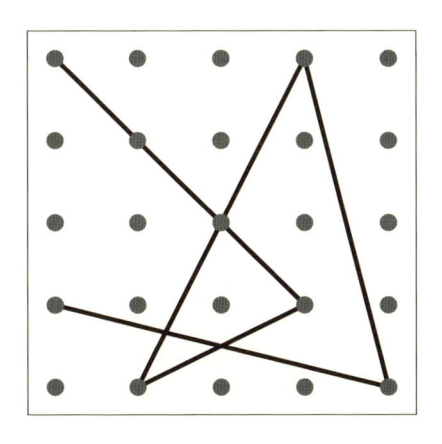

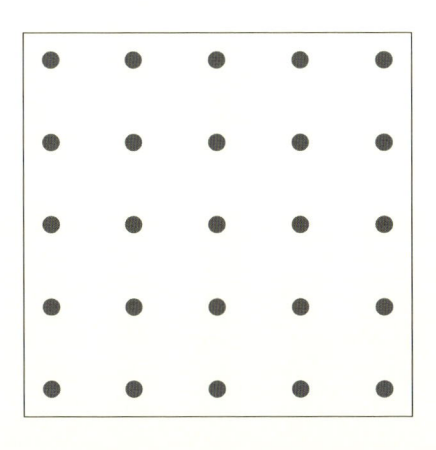

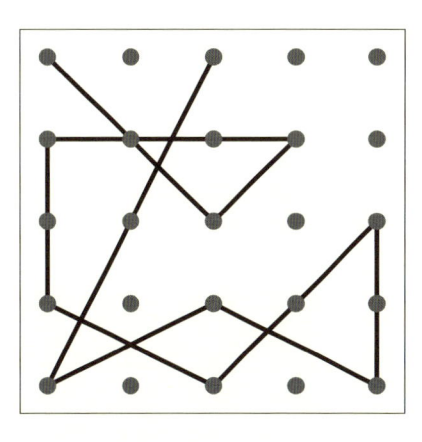

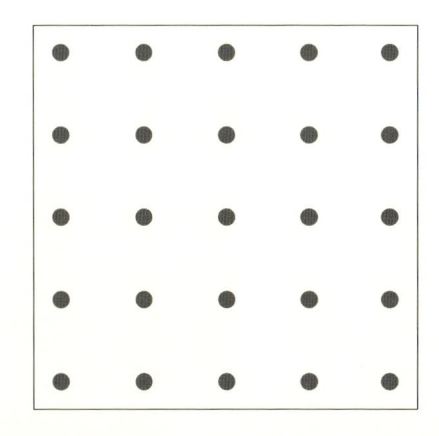

## ● 視覚認知テスト

35ページのテストで,見本と同じ図形を正しく選べるか,チェックしましょう。

### 結果の見方

| 判定 | 評価の基準 |
| --- | --- |
| ○<br>よい | すべて正解 |
| △<br>少しよくない | 3つが正解 |
| ×<br>よくない | すべて不正解 |

△や×だった場合は,第3章のトレーニングへ進みましょう。

**おすすめのトレーニング**

視空間認知のトレーニング ▶ 68ページへ **Go!**
ボディイメージのトレーニング ▶ 80ページへ **Go!**

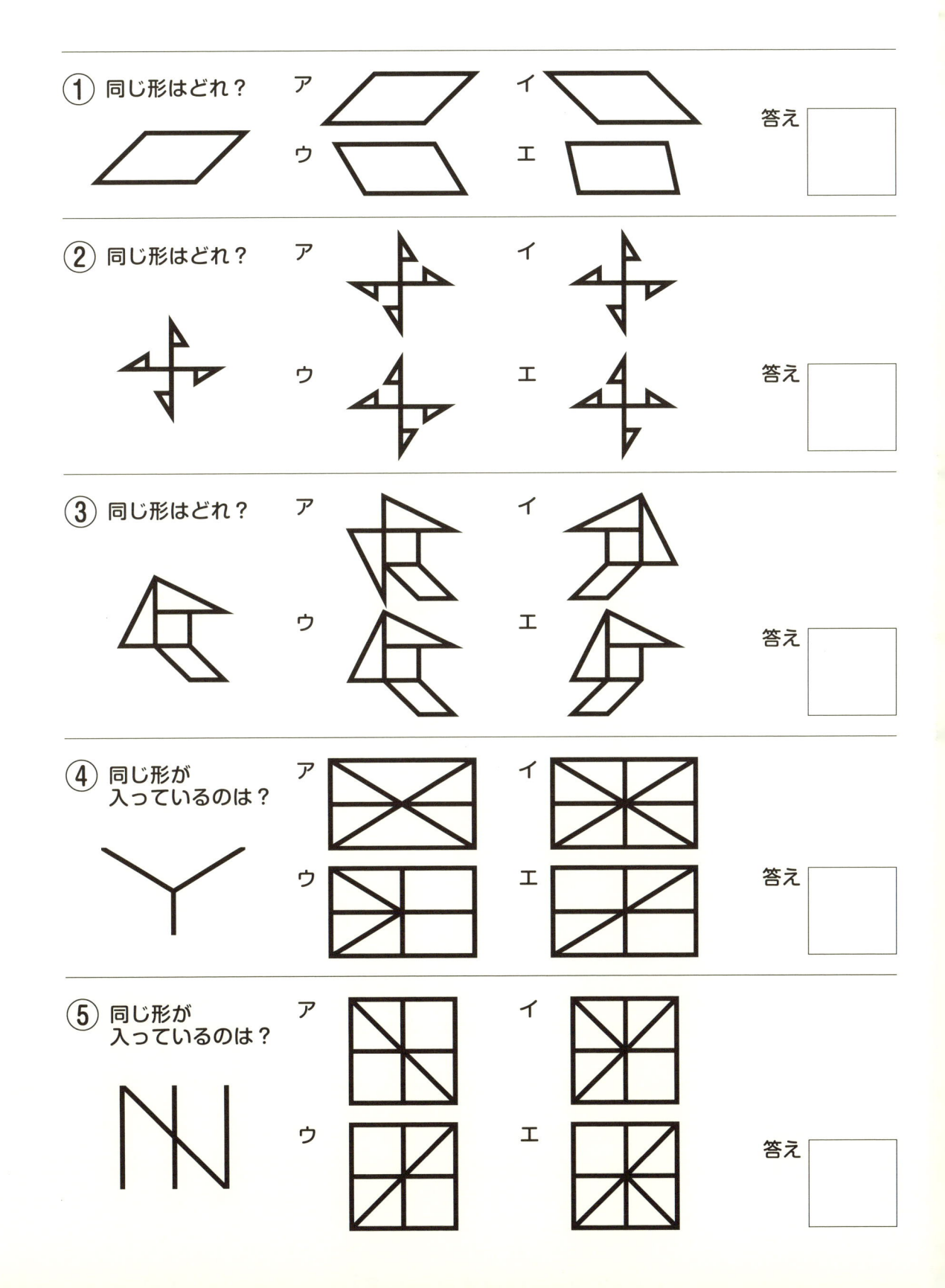

# 視覚認知テスト

① 同じ形はどれ？　ア　イ　ウ　エ　答え

② 同じ形はどれ？　ア　イ　ウ　エ　答え

③ 同じ形はどれ？　ア　イ　ウ　エ　答え

④ 同じ形が入っているのは？　ア　イ　ウ　エ　答え

⑤ 同じ形が入っているのは？　ア　イ　ウ　エ　答え

# 第3章
## ビジョントレーニングに挑戦！

## トレーニングの組み立て方

　まず，第2章の「視覚機能チェックリスト」「眼球運動のチェック」「数字読みテスト」「線を眼でたどるテスト」「模写テスト」「視覚認知テスト」を行って，子どもにどのような課題があるかを見つけましょう。第2章では，それぞれのチェックの結果に応じて，お勧めのトレーニングを紹介しています。

　また，子どもの課題によって，以下のようなトレーニングを行いましょう。

| 課題 | おすすめのトレーニング |
|---|---|
| 行・文字を読み飛ばしてしまう | ➡ 追従性・跳躍性眼球運動のトレーニング |
| 書字のバランスが整わず，マスからはみ出す<br>筆算の桁がそろいにくい | ➡ 追従性・跳躍性眼球運動のトレーニング<br>ボディイメージのトレーニング |
| 片方の眼が外にずれることがある<br>一つのものが二つに見えることがある | ➡ 両眼のチームワークのトレーニング |
| 文字の形・図形を認識する力が弱い | ➡ 視空間認知トレーニング |
| 方向感覚が弱く道に迷いやすい<br>運動が全般に苦手 | ➡ ボディイメージのトレーニング |
| 手先が不器用 | ➡ 追従性・跳躍性眼球運動のトレーニング<br>ボディイメージのトレーニング |

　1回のトレーニングは，眼球運動（追従性・跳躍性・両眼のチームワーク），視空間認知，ボディイメージのなかから，問題があるものを組み合わせて，全体として10〜20分くらい行うのが理想的です。むずかしい場合は，1日2〜3分くらいから行ってみましょう。

　1日に行う時間が短くても，できるだけ毎日行う方が改善効果は上がるようです。早い人では，3か月くらいで改善効果が出てきます。能力が定着するまで，半年から1年くらいはトレーニングを続けましょう。

## トレーニングメニューの例

　次に，子どもの様子に合わせて作成したトレーニングメニューの例を紹介します。本書に掲載されていないトレーニングについては，前作『学ぶことが大好きになるビジョントレーニング』を参照してください。

①Aさんのトレーニング（小学校1年生）
　＜日常の様子＞
　・本の字を読み飛ばしてしまう。
　・字がマスに収まらず，バランスもよくない。
　・黒板の字を写すのが遅い。
　・ボールが受けづらく，運動も苦手。
　・字の形は覚えられる。

> **追従性眼球運動　5分**
> 　お手玉タッチ
> **跳躍性眼球運動　5分**
> 　眼のジャンプ
> 　ランダム読み
> **ボディイメージ　5分**
> 　鏡になろう
> 　動物歩き

②Bさんのトレーニング（小学校2年生）
　＜日常の様子＞
　・図形の問題が苦手。
　・漢字の形を覚えにくい。
　・細かい部分の漢字のミスが多い。
　・ものが二重に見えることがある。

> **視空間認知　5〜10分**
> 　テングラム　ジオボード
> 　ジオボードで漢字を作る
> **両眼のチームワーク　5分**
> 　寄り眼の練習
> 　ブロックストリングス

③Cさんのトレーニング（中学校2年生）
　＜日常の様子＞
　・本読みがたどだどしい。
　・字の形を覚えにくい。
　・運動が全般に苦手。
　・左右の認知ができていない。

> **追従性眼球運動　5分**
> 　コロコロキャッチ
> **跳躍性眼球運動　5分**
> 　指先を見よう　眼のジャンプ
> **視空間認知　5分**
> 　ジオボード　スティックパズル
> **ボディイメージ　5分**
> 　矢印体操　動物歩き

## 学級など集団で行う場合

　学級や学年など，集団でビジョントレーニングを行う場合には，読み書きや運動など，子どもたちの基礎的な力を高め，学習がさらにスムーズに進むようになることを目標にします。以下のような実施方法が考えられます。
①朝の会や授業の初めに，「眼の体操」として，2〜3分の眼球運動トレーニングを一斉に行う。
②体育の準備運動にボディイメージのトレーニングを取り入れたり，図形や文字の学習に視空間認知のトレーニングを取り入れたりする。また，休み時間にお手玉やケン玉などの昔遊びを取り入れる。
③子どもたちの実態に応じて，週1回程度，10分程度の時間を確保して，計画的・段階的にトレーニングを行う。

## トレーニングの留意点

　ビジョントレーニングは，必ず楽しみながら行いましょう。そのためには，子どもができるところから，一つ一つステップ・バイ・ステップで進めていきましょう。トレーニングというのは，どのようなものでも，苦手なことに取組んでいくという側面をもちます。まして，周りから「できない」と叱責されるとなると，やっているうちに続けていくのがつらくなってしまいます。子どもが少しでも自信をもてるように，どんなに小さな進歩も認めてあげて，一緒に喜びましょう。また，漢字のテストの成績を上げるなど，子どもに合った目標を設定することも大切です。

　さらに，トレーニングを実施するのと同時に，メガネの調整や教材の工夫など，環境調整の必要性についても考えていきましょう（環境調整の具体的方法は前作で紹介しています）。どうしたら読みやすくなるかは一人一人違うので，本人の好みに合わせていくことが大切です。子どもの意見を取り入れながら少しずつ試して，その子にあった方法を見つけてあげてください。

　最後に，視覚機能の問題は，多くの場合，トレーニングやメガネで改善することが可能ですが，学ぶことに困難をもっている子どもさんは，視覚機能だけではなく，聴覚，言語理解，思考力，運動機能などのいろいろな問題を合わせもっていることがあります。子どもにとって必要なことを見きわめながら，いろいろなことをやっていくなかひとつのツールとして，ビジョントレーニングも考えていただくといいと思います。

### 視覚機能のビジョントレーニングを行う前に

- 眼科を受診して，視力の問題や眼の病気がないかどうかを調べてください。
- もし，遠視・乱視・近視などがあり，メガネなどで矯正する必要があれば，矯正を行ってからトレーニングを始めてください。
- 進行中の眼の病気などがあり，眼を動かすと危険，などということがなければ，視覚機能のトレーニングは可能です。

# トレーニングの種類

　これから紹介するトレーニングには，次の6種類があります。それぞれの目的と方法を理解しておくと，より効果的にトレーニングに取り組むことができます。簡単に説明します。

### ①追従性眼球運動のトレーニング　（P46～53）

　追従性眼球運動とは，動くものや線などを，ゆっくりと眼で追いかける運動です。反対に，眼を動かさずに「一点を眼でじっと見つめる」というのも，速さがゼロの追従性眼球運動といわれています。文字などの線を眼で追って認識するために使われます。

　追従性眼球運動のトレーニングは，眼と手を一緒に使って，線やものをたどる課題が中心となります。眼と手を一緒に動かすことで，手を動かしている脳の部分が，眼を動かしている脳の部分をサポートしてくれると考えられています。

　眼球運動は眼の筋肉のトレーニングなので，大人になってからでも鍛えることができます。1日1分くらいから始めて，できるようでしたら，毎日5分くらい行ってください。眼球がスムーズに動くようになってきたら，次に，バランスボードなど足場の不安定なものの上に乗ってトレーニングを行い，眼球運動に負荷をかけるようにしましょう。負荷をかけてもできるようになれば，眼球運動能力はよりたしかに身についたことになります。

### ②跳躍性眼球運動のトレーニング　（P54～63）

　跳躍性眼球運動とは，ある一点から別の一点までを，ぴょんとジャンプするように，眼を素速く動かす運動です。追従性眼球運動がゆっくりした動きであるのに対して，跳躍性眼球運動は速い眼の動きです。見たいものをぱっぱと見たり，文章をすらすら読んでいく，などというときに使われます。

　跳躍性眼球運動も眼の筋肉のトレーニングなので，大人になってからでも鍛えることができます。1日1～5分くらいトレーニングを行ってみてください。うまくできるようになったら，追従性眼球運動と同じように，バランスボードなど足場の不安定なものの上に乗って，バランスを取りながらトレーニングを行い，眼球運動に負荷をかけていきましょう。

### ③両眼のチームワークのトレーニング　（P64～67）

　両眼の眼の向きは，遠くのものを見ているときと，近くのものを見ているときで，変わっています。遠くのものを見るときは平行に近くなり，近くのものを見るときは鋭角になります。このように，両目をそろえて動かすはたらきのことを，両眼のチームワークと呼びます。両眼で見ることによって，遠近感もわかりやすくなります。

　両眼のチームワークが悪いと，ものが二重に見える，遠くから近くを急に見たときにピントが合わないなど，さまざまな不都合が起こります。チェックを行ってみて，明らかに問題があるようでしたら，1日1～5分のトレーニングを行ってみてください。両眼を効率よく寄せる・開くトレーニングができるようになったら，寄せつづける・開かせておくという持続能力についてもトレーニングを行ってみましょう。

　なお，外斜視，内斜視，上下斜視など，常に斜視があるという場合には，ここで紹介するトレーニングを行う前に眼科を受診して，トレーニングを行える状態かどうか，眼科の先生とご相談ください。

### ④視空間認知のトレーニング　（P68～79）

　文字を正しく書くことができない，文字の形を覚えられない，図形を認識するのがむずかしい，絵を描くことがむずかしい，左右の認識がむずかしいなどの問題は，視空間認知の能力がうまく発達していない場合に起こります。何らかの原因により，眼球から送られてきた映像を，形や図として正しく脳で認識することができていないのです。

　視空間認知の力は，形あるものを見て，触れて，動かして，それをまた見る，ということを繰り返すことで発達していくと考えられています。したがって，初期のトレーニングでは，見本の形を見る，道具に触れる，見本を同じように再現するということを行いましょう。視覚だけではなく，手の触覚や運動感覚も利用しましょう。触覚や運動感覚が視覚に協力することで，視空間認知のサポートになると考えられます。

　視空間認知のトレーニングは，子どもの段階に応じてできるところから行い，少しずつ難易度を上げていくようにしましょう。1日5～10分くらいを目安に行ってください。うまくできるようになったら，次のようにトレーニングの難易度を高めていきましょう。

・形を記憶するトレーニング……見本の形を短時間よく見て記憶します。その後に見本を隠し，記憶をたよりに見本と同じ形を再現します。見本を見た後には，眼を左上か右上のどちらかに向けると覚えやすくなることがあります。眼球運動の感覚も，映像の記憶をサポートしているからです。

・頭のなかで形を操作するトレーニング……記憶した見本の形を，頭の中で左右反転（あるいは上下反転）させ，それを再現します。イメージの操作は，図形や理数系の問題を解くときのほか，空間認知やものづくりなどにも必要なことです。いきなり反転した形を考えることがむずかしければ，自分の手を「表，裏」と何度も反転させます。ずっと見ているうちに，だんだんとイメージができるようになっていきます。

### ⑤ボディイメージのトレーニング　（P80〜89）

体を思うように動かすためには，自分の体のどこをどのように動かすのか，頭

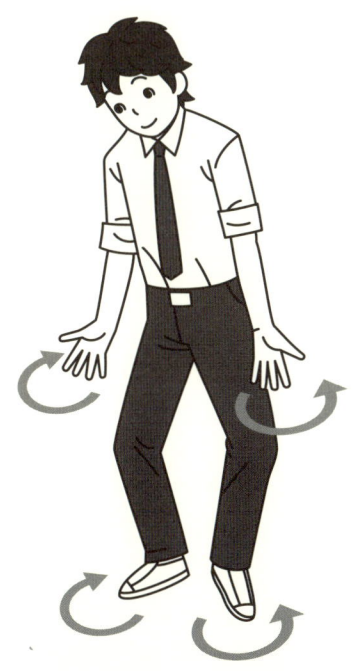

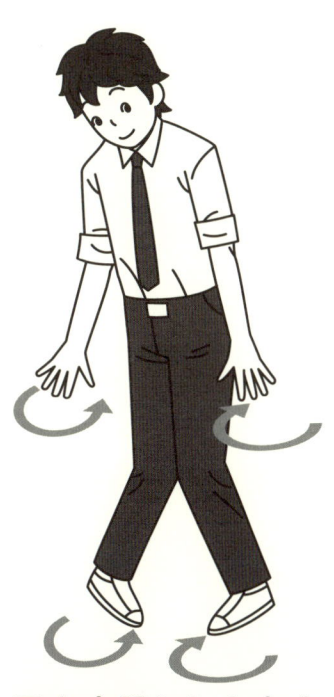

**足を外股にしたとき　　　　足を内股にしたとき**
**手が外転してしまう　　　　腕が内転してしまう**

原始反射の例

の中で思い描けることが必要です。また、自分の体に上下左右の部位があるということがきちんと認識できていないと、外界の上下左右の位置感覚を正しく理解できません。ボディイメージのトレーニングでは、体の動きと視空間認知の能力を発達させるために、体の部位を細かく認識し、部分部分を意識して動かしていくことを行います。

　また、子どもによっては、足を外股にしたときに手が外転してしまう、足を内股にしたときに手が内転してしまうなどの原始反射が残っている場合があります（43ページのイラスト）。原始反射が残っていると体の動きがぎこちなくなってしまうので、いろいろな体の動きを練習することで、原始反射が出ないようにしていきます。

　トレーニングでは、初めは体幹部をコントロールするために、体を大きく動かす運動をやっていきましょう。細かい作業ができるようになるためにも、まずは体をしっかり安定させることが必要です。体全体を動かしているうちに、自分の体のどこをどのように動かせば、思った通りの動きができるのか、頭の中でイメージする力が育ってきます。

　ボディイメージのトレーニングは、1日5〜10分を目安に行ってください。なかなか体の部分を意識するのがむずかしい場合は、「ここを動かそうね」と、動かしたい部分に触って意識させます。触覚のサポートになります。

### ⑥複合トレーニング　（P90〜112）

　現実生活・学習の中では、視覚機能の中の一つだけではなく、いろいろな機能を同時に使っていくことが必要です。例えば字を読むときには、眼を動かすのと同時に文字の形を認知し、意味を読み取りながら読んでいきます。つまり、眼球運動と視空間認知の力を同時に使います。ノートに黒板の字を書き写すときも、視線を黒板からノートに移し（眼球運動と両眼のチームワーク）、文字の形を認知し（視空間認知）、手指を動かしてマスの中にきれいに書く（ボディイメージ）ということを行っています。このように、生活・学習の課題を円滑に行っていくためにトレーニングの仕上げとして、いろいろな機能を同時に使う複合トレーニングを行います。

　脳の中の色々な部分を同時に使いますので、レベルの高いトレーニングになります。複合トレーニングはいきなり始めるのではなく、ある程度、各機能のトレーニングが進んできた段階で行いましょう。

## トレーニングを始める前に

　ウォーミングアップとして，一点を見つめる練習を行いましょう。

①**近くを見つめる**
　机の上に置いたもの（おもちゃ，文房具など）をじっと見つめてから，指でタッチします。また，それを手で持ち上げて，じっと見つめます。

②**遠くを見つめる**
　窓から外の景色を眺めて，遠くにあるもの（看板，星，草花，虫など）に注目します。

**それではトレーニングを始めましょう！**

| 追従性眼球運動のトレーニング | 跳躍性眼球運動のトレーニング | 両眼のチームワークのトレーニング | 視空間認知のトレーニング | ボディイメージのトレーニング | 複合トレーニング |

# 1 線なぞり

### やり方
スタートからゴールまで，線の通りになぞりましょう
①指を使って
②えんぴつを使って
③眼だけを使って

### 留意点
線からずれないように，ていねいになぞりましょう

### 応用編
本の向きを変えて，いろいろな向きでやってみましょう
きき手でないほうの手でもやってみましょう
小指や薬指など，いろいろな指を使ってやってみましょう

スタート

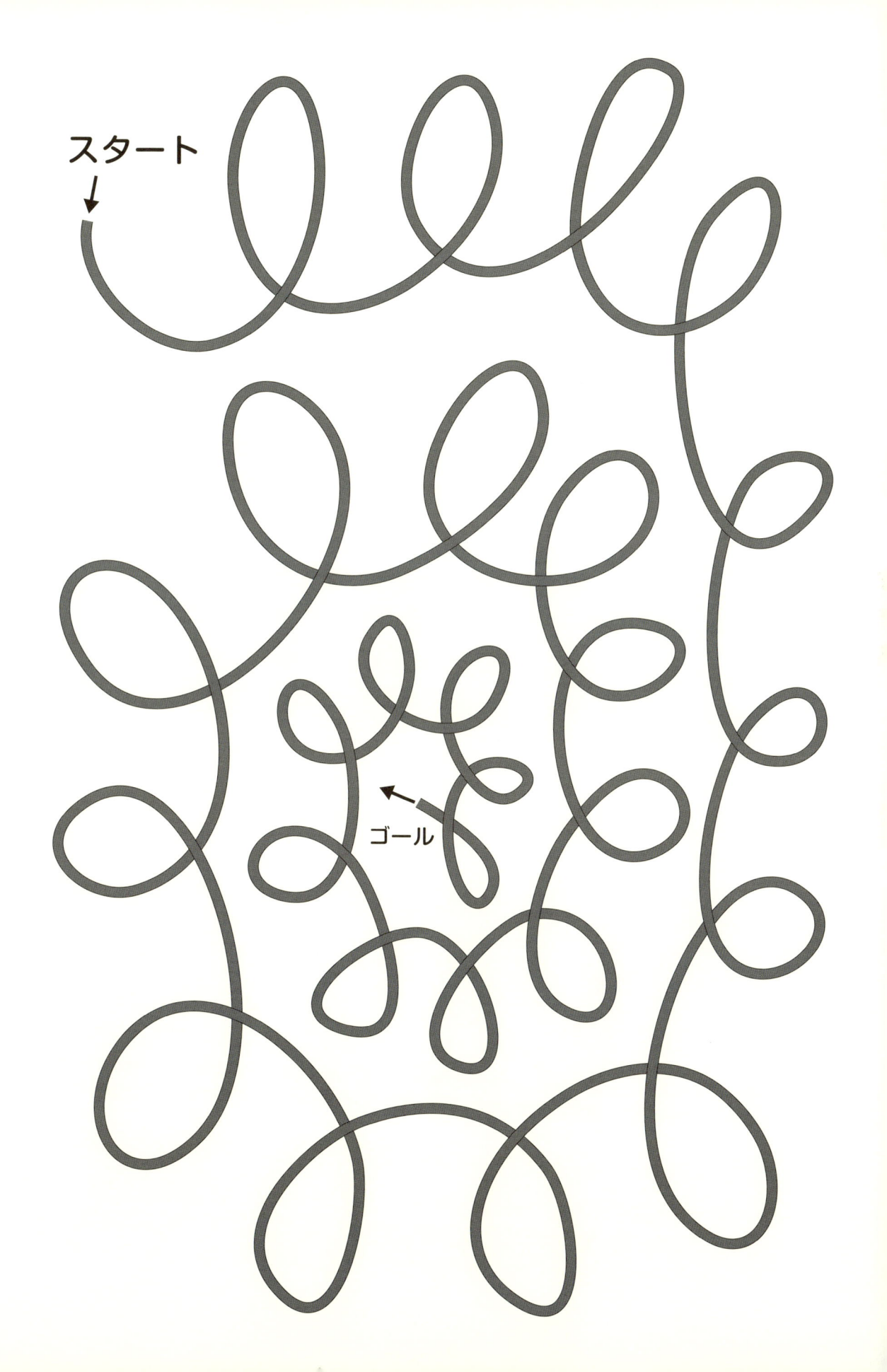

ゴール

スタート

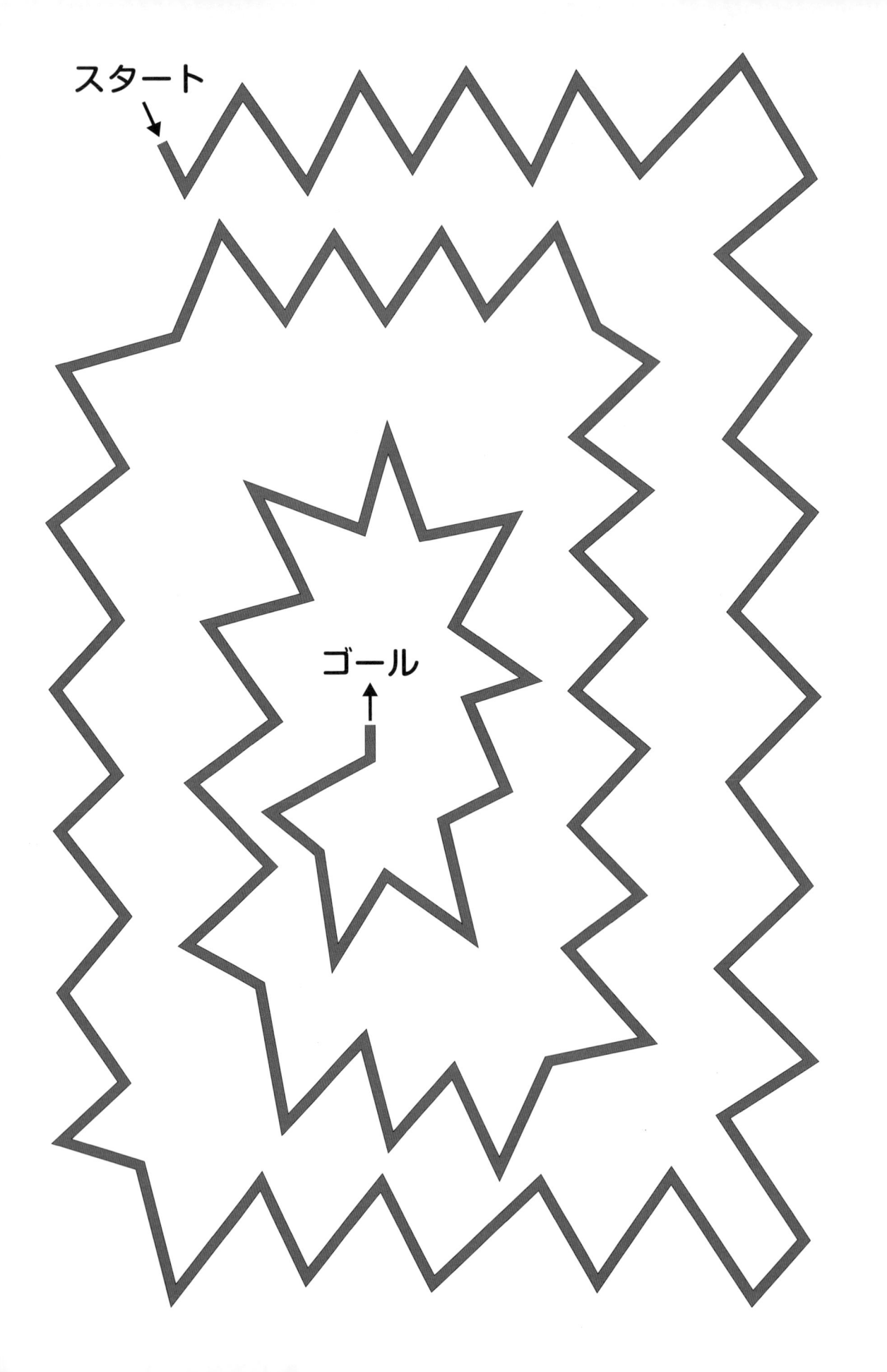

ゴール

スタート

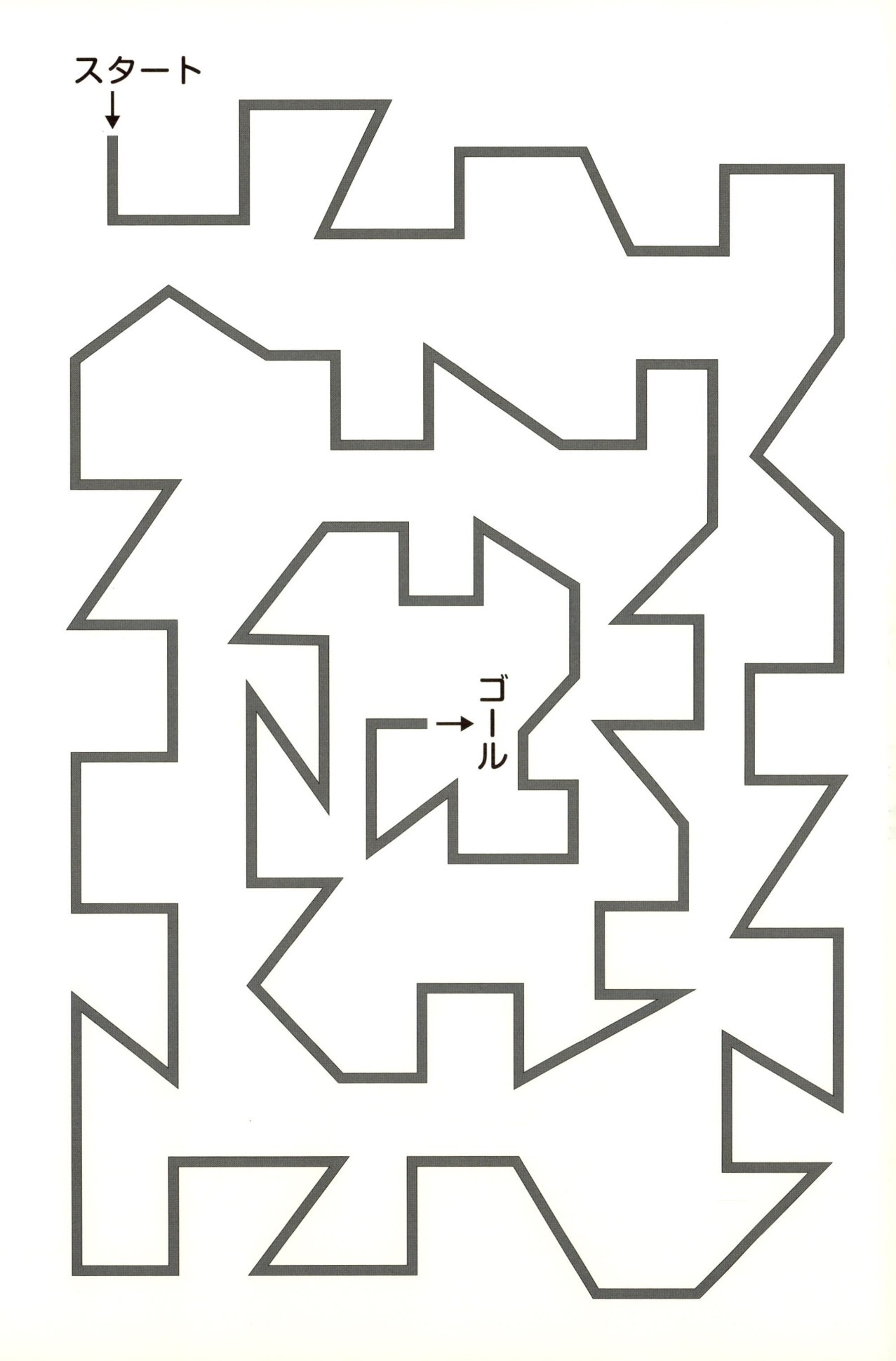

ゴール

| 追従性眼球運動の<br>トレーニング | 跳躍性眼球運動の<br>トレーニング | 両眼のチームワー<br>クのトレーニング | 視空間認知の<br>トレーニング | ボディイメージの<br>トレーニング | 複合トレーニング |
|---|---|---|---|---|---|

# 2 線めいろ

### やり方
同じマークからマークまでを，線の通りにたどります
①指を使って
②えんぴつを使って
③眼だけを使って

### 留意点
本の向きを変えて，左→右，右→左，上→下，下→上，ななめなど，いろいろな向きでやってみましょう
むずかしい場合は，線ごとに色を付けましょう

### 応用編
本をコピーして，線に沿ってはさみで切りましょう

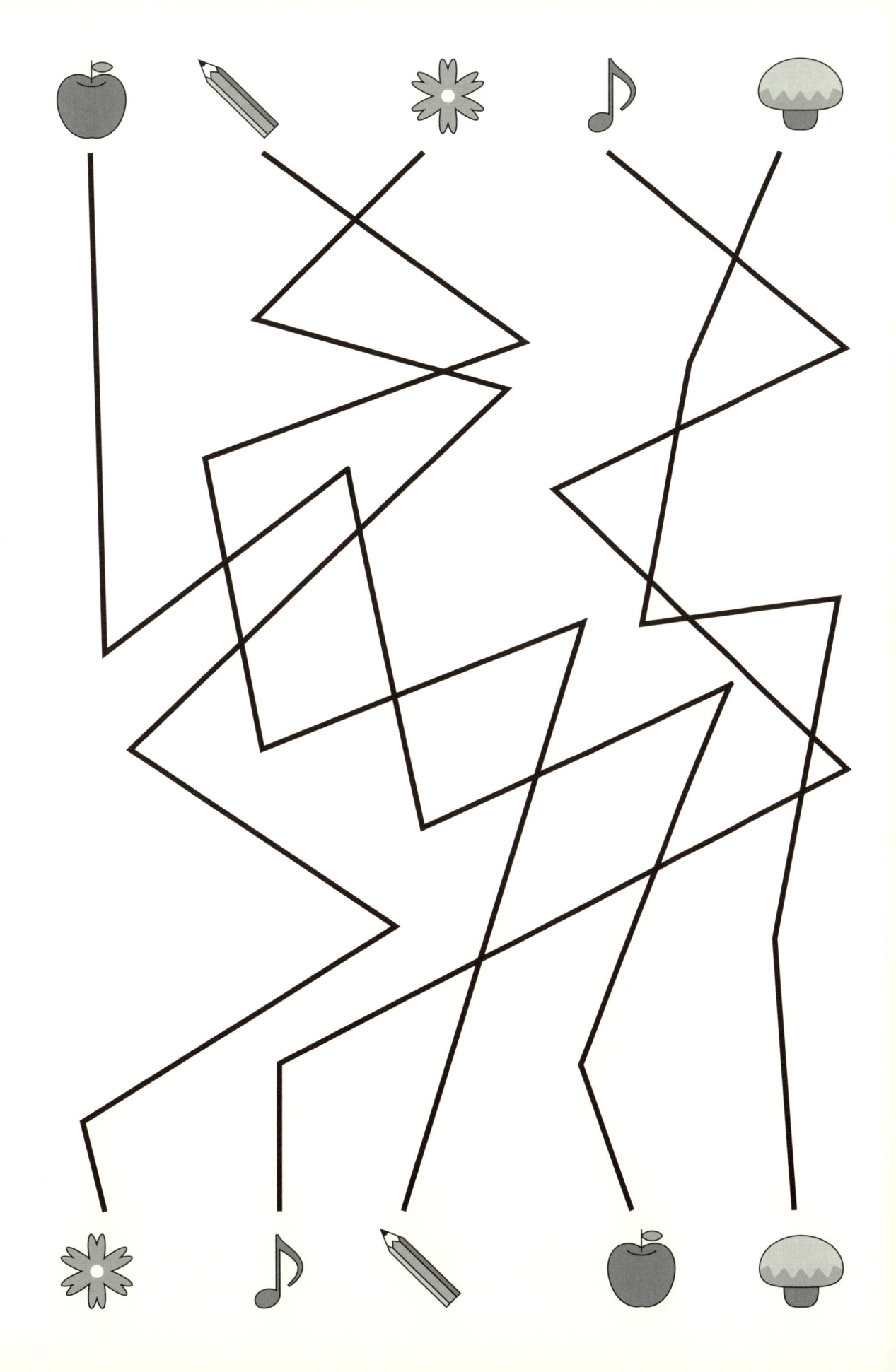

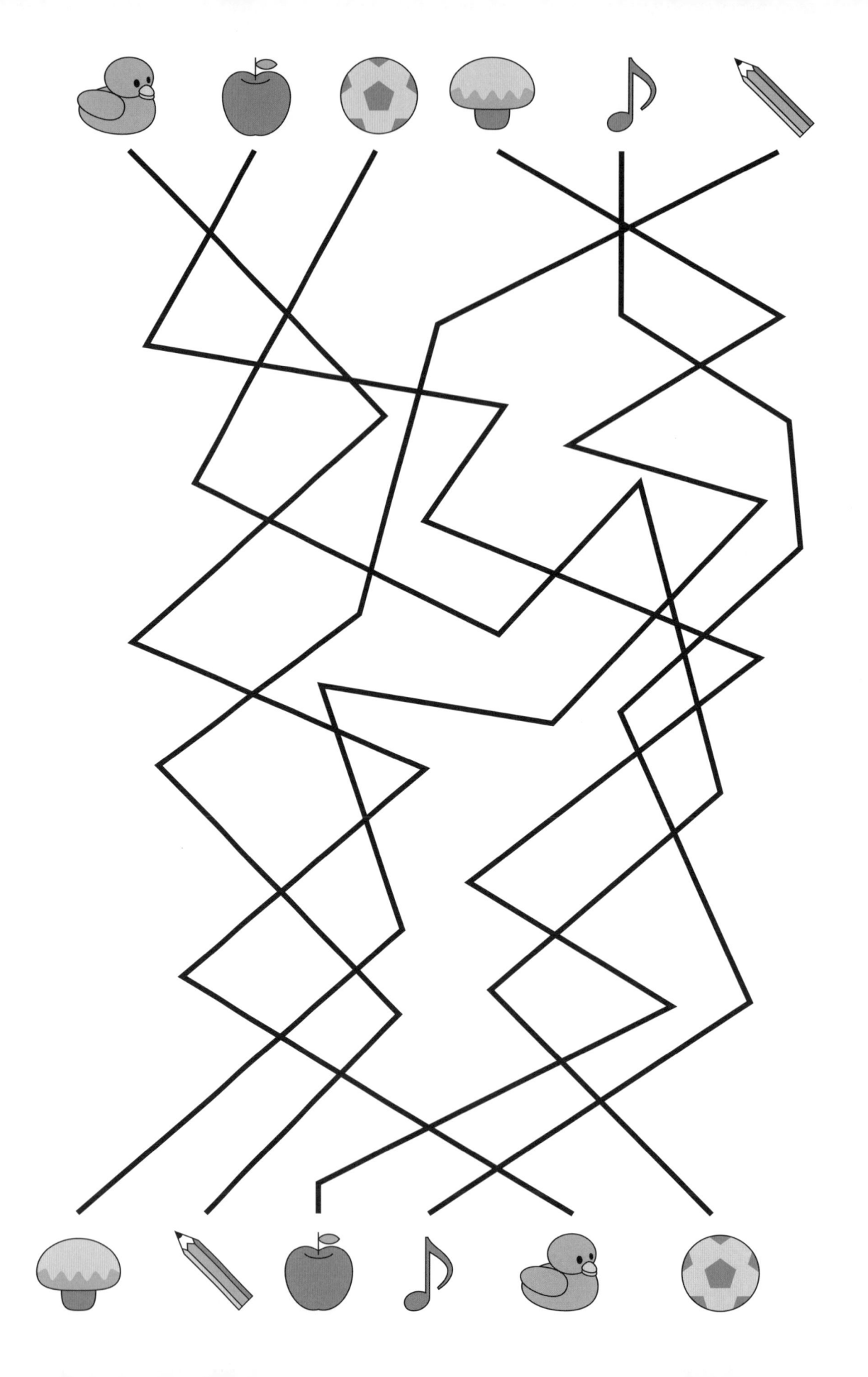

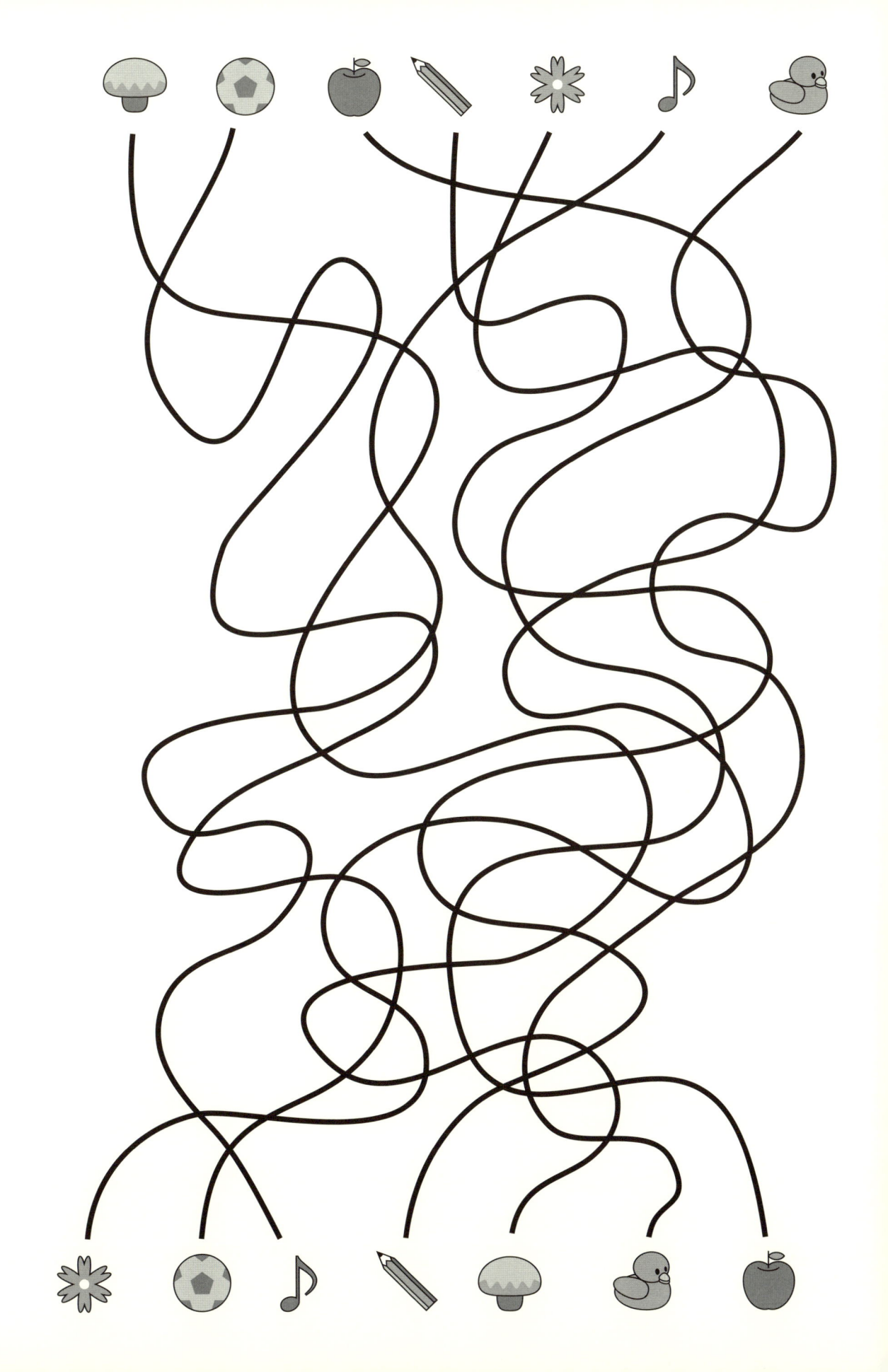

| 追従性眼球運動のトレーニング | **跳躍性眼球運動のトレーニング** | 両眼のチームワークのトレーニング | 視空間認知のトレーニング | ボディイメージのトレーニング | 複合トレーニング |

# 3 ひらがな表・ローマ字表

### やり方
①P55〜62の表を声に出して読みましょう
②読みながら（指定した文字）に○をつけていきましょう
　指定する文字例：「さ」「とら」「知っている単語」など
③表を横に置き，P63の「書き写し表」に字を書き写しましょう

### 留意点
P55〜58は，タテにできたら，次はヨコにやってみましょう

### 応用編
課題の一部を指導者があらかじめ「書き写し表」に移しておき，残りを書き写すことで，表を完成させます
拡大した表を，黒板など少し離れた位置に掲示して書き写します

### ①声に出して表を読む

ひらがな表1

### ②文字に○をしながら読む

ひらがな表1

### ③表を書き写す

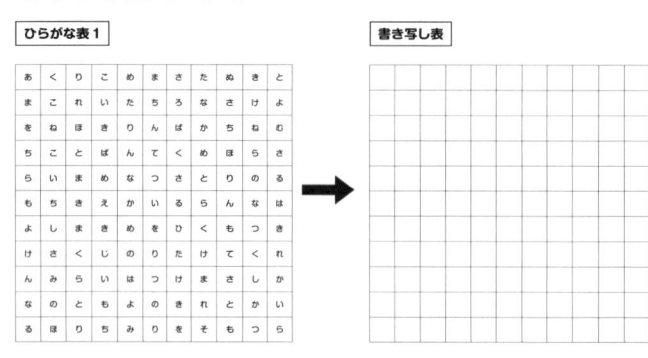

ひらがな表1　→　書き写し表

【応用編】
「ひらがな表2」のように，あらかじめ一部のマスを埋めてある表に書き写します

# ひらがな表1

| あ | く | り | こ | め | ま | さ | た | ぬ | き | と |
|---|---|---|---|---|---|---|---|---|---|---|
| ま | こ | れ | い | た | ち | ろ | な | さ | け | よ |
| を | ね | ほ | き | り | ん | ば | か | ち | ね | む |
| ち | こ | と | ば | ん | て | く | め | ほ | ら | さ |
| ら | い | ま | め | な | つ | さ | と | り | の | る |
| も | ち | き | え | か | い | る | ら | ん | な | は |
| よ | し | ま | き | め | を | ひ | く | も | つ | き |
| け | さ | く | じ | の | り | た | け | て | く | れ |
| ん | み | ら | い | は | つ | け | ま | さ | し | か |
| な | の | と | も | よ | の | き | れ | と | か | い |
| る | ほ | り | ち | み | り | を | そ | も | つ | ら |

# ひらがな表2

| | | | | | | | | | | |
|---|---|---|---|---|---|---|---|---|---|---|
| あ | く | み | こ | め | ま | な | た | ぬ | き | と |
| ま | こ |  | い | た |  | ろ | な |  | け | よ |
| を | ね |  | き |  | ん | ば | か |  | ね | む |
| ち | こ | と |  | ん | て |  | め | ほ |  | さ |
| ら | い |  | め | な |  | さ | と | り |  | る |
| も |  | き | え | か | い |  | ら |  | な | は |
| よ | し |  | き | め | を | ひ | く | も | つ | き |
| け | さ |  | じ | の | り |  | け |  | く | れ |
| ん |  | ら | い |  | つ | け | ま |  | し | か |
| な |  | と | も |  | の | き |  | と | か | い |
| る | ほ | り | ち | み | り | を | そ | も | つ | ら |

# ローマ字表1

| b | d | a | c | o | n | q | s | p | e | n |
|---|---|---|---|---|---|---|---|---|---|---|
| c | a | t | d | z | m | a | p | w | r | d |
| b | q | u | e | f | d | b | j | s | i | v |
| u | m | d | y | e | b | k | d | y | n | s |
| i | f | p | r | g | w | q | u | d | o | f |
| e | b | r | d | z | a | d | x | w | h | b |
| n | a | t | j | m | c | p | s | b | g | d |
| k | p | c | q | u | n | a | s | p | w | b |
| r | a | t | m | a | d | u | b | q | k | d |
| z | j | d | f | r | k | n | x | d | e | b |
| w | g | i | s | d | g | b | q | t | v | d |

# ローマ字表2

| bo | da | ka | co | no | na | qa | se | pe | te | na |
|---|---|---|---|---|---|---|---|---|---|---|
| ce | pa | to | do | zo | ma | ba | pu | we | ru | de |
| ba | qe | fu | je | fo | da | be | jo | sa | ki | vo |
| nu | me | de | ye | ce | bu | ka | do | ya | ne | so |
| ti | fo | pu | re | go | wa | qi | su | di | vo | fa |
| me | bi | ri | de | zo | ha | di | xo | we | hu | bo |
| ne | da | te | je | mu | co | po | se | bu | ga | du |
| ke | po | ce | qo | tu | na | ga | se | pe | wo | ba |
| ro | na | to | me | ya | do | ku | be | qe | ko | da |
| zo | ja | de | fe | ri | ki | no | xi | de | ga | bo |
| wa | ge | fi | si | da | gu | bo | qe | ti | vi | de |

# ひらがな　たて読み１

↓

| あ | く | り | こ | め | ま | さ | た | ぬ | き | と |
|---|---|---|---|---|---|---|---|---|---|---|
|   |   |   |   |   |   |   |   |   |   |   |
|   |   |   |   |   |   |   |   |   |   |   |
|   |   |   |   |   |   |   |   |   |   |   |
|   |   |   |   |   |   |   |   |   |   |   |
|   |   |   |   |   |   |   |   |   |   |   |
|   |   |   |   |   |   |   |   |   |   |   |
|   |   |   |   |   |   |   |   |   |   |   |
|   |   |   |   |   |   |   |   |   |   |   |
| る | ほ | り | ち | み | り | を | そ | も | つ | ら |

## ひらがな　たて読み２

↓

| あ | く | り | こ | め | ま | さ | た | ぬ | き | と |
|---|---|---|---|---|---|---|---|---|---|---|
|  |  |  |  |  |  |  |  |  |  |  |
|  |  |  |  |  |  |  |  |  |  |  |
|  |  |  |  |  |  |  |  |  |  |  |
|  |  |  |  |  |  |  |  |  |  |  |
| も | ち | き | え | か | い | る | ら | ん | な | は |
|  |  |  |  |  |  |  |  |  |  |  |
|  |  |  |  |  |  |  |  |  |  |  |
|  |  |  |  |  |  |  |  |  |  |  |
|  |  |  |  |  |  |  |  |  |  |  |
| る | ほ | り | ち | み | り | を | そ | も | つ | ら |

## ひらがな　よこ読み１

→

| あ | | | | | | | | | | と |
| ま | | | | | | | | | | よ |
| を | | | | | | | | | | む |
| ち | | | | | | | | | | さ |
| ら | | | | | | | | | | る |
| も | | | | | | | | | | は |
| よ | | | | | | | | | | き |
| け | | | | | | | | | | れ |
| ん | | | | | | | | | | か |
| な | | | | | | | | | | い |
| る | | | | | | | | | | ら |

## ひらがな　よこ読み２

→

| | | | | | | | | | | |
|---|---|---|---|---|---|---|---|---|---|---|
| あ | | | | | ま | | | | | と |
| ま | | | | | ろ | | | | | よ |
| を | | | | | ん | | | | | む |
| ち | | | | | て | | | | | さ |
| ら | | | | | さ | | | | | る |
| も | | | | | い | | | | | は |
| よ | | | | | を | | | | | き |
| け | | | | | り | | | | | れ |
| ん | | | | | つ | | | | | か |
| な | | | | | の | | | | | い |
| る | | | | | り | | | | | ら |

# 書き写し表

| 追従性眼球運動の<br>トレーニング | 跳躍性眼球運動の<br>トレーニング | **両眼のチームワー<br>クのトレーニング** | 視空間認知の<br>トレーニング | ボディイメージの<br>トレーニング | 複合トレーニング |

# 4 紙上ブロックストリングス

### やり方

本を眼の高さに水平に持ち，●→▲→■の順番に見ていきます
次に，■→▲→●の順番に見ていきます

### 留意点

子どもの正面に立ち，眼が均等に寄っているかを確認しましょう
どうしても正しく見えない場合は，眼科で視力検査を受けましょう

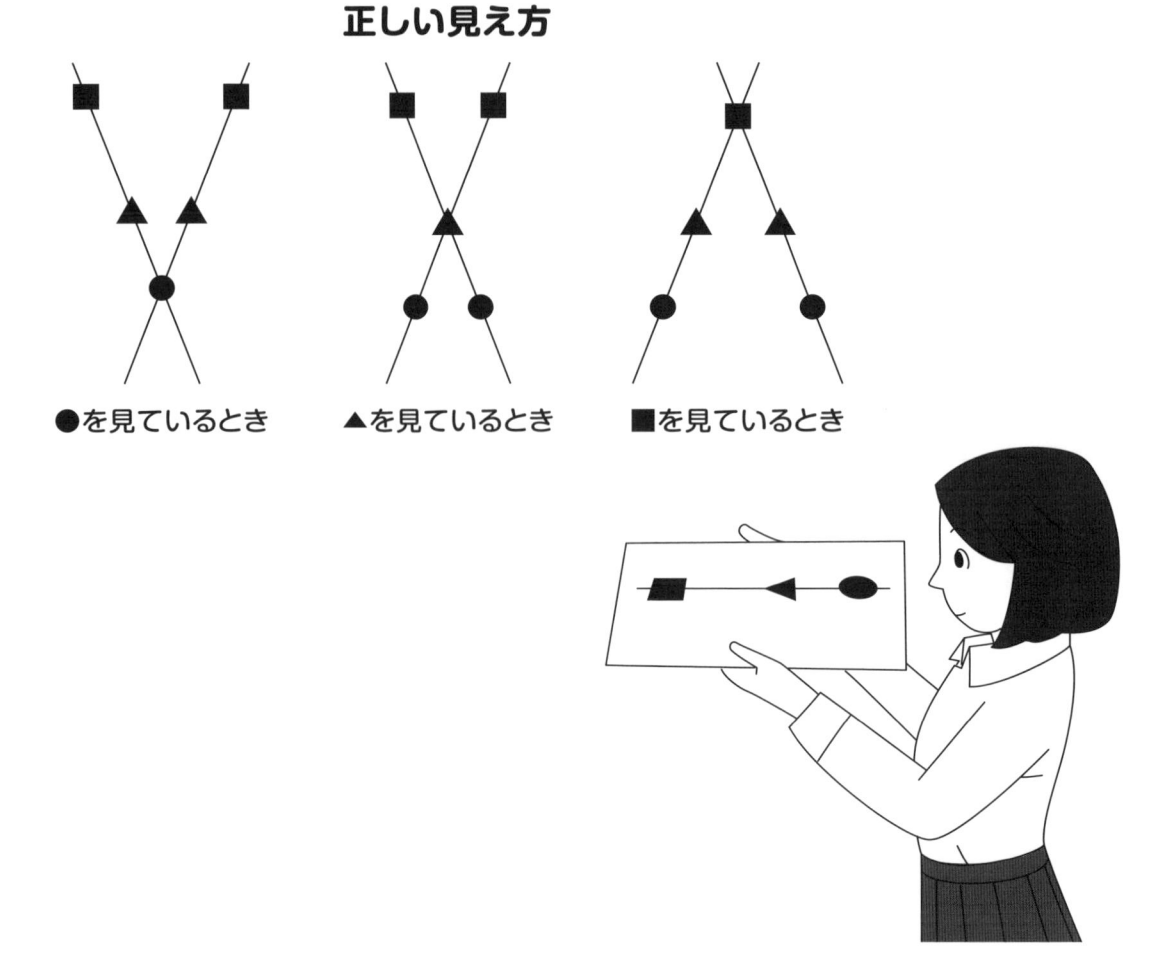

**正しい見え方**

●を見ているとき　　▲を見ているとき　　■を見ているとき

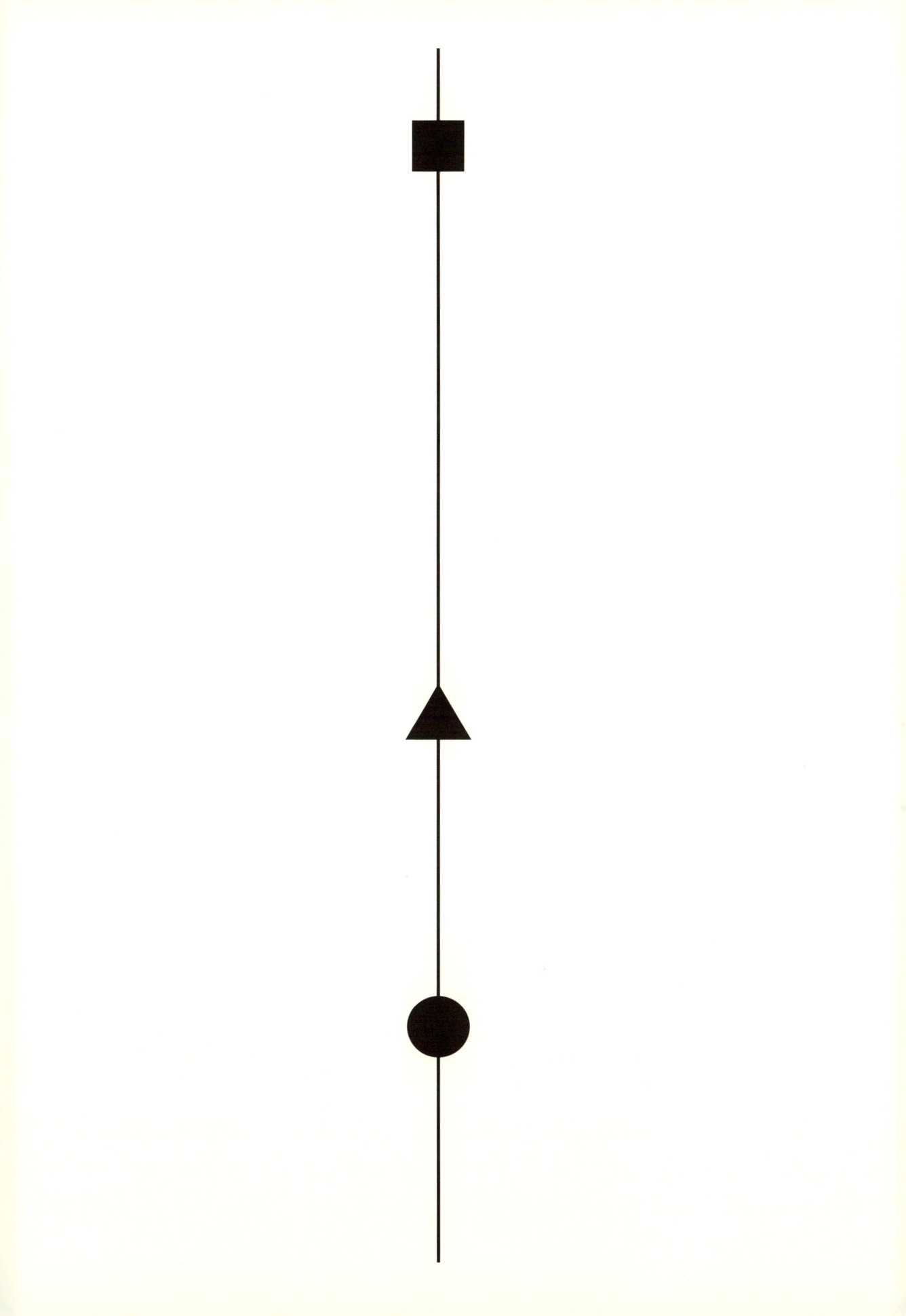

| 追従性眼球運動の トレーニング | 跳躍性眼球運動の トレーニング | **両眼のチームワークのトレーニング** | 視空間認知の トレーニング | ボディイメージの トレーニング | 複合トレーニング |

# 5 3Dビジョンのバリエーション

### やり方
右眼で右の図形を，左眼で左の図形を見て，2つの図形を重ね合わせましょう

交差法と平行法の2種類のやり方のうち，苦手な方を重点的に練習しましょう

### 留意点
内側の図形が飛び出して見えたり，沈んで見えたりすることを確認しましょう

本を顔に近づけたり，遠ざけたりして行いましょう

### 応用編
交差法→平行法→交差法→平行法と，リズムにのって行いましょう

**交差法（寄り眼）**

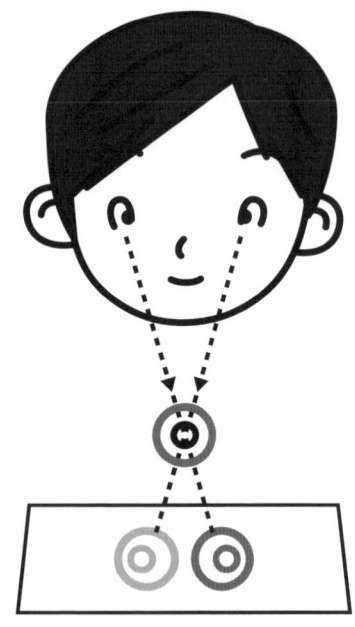

図が手前に見える
（内側の円が飛び出して見える）

**平行法（離し眼）**

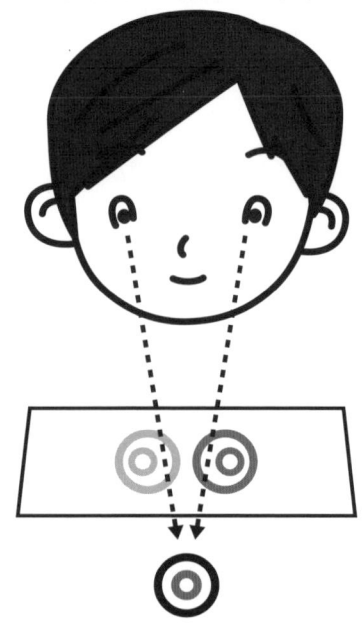

図が奥に見える
（内側の円が沈んで見える）

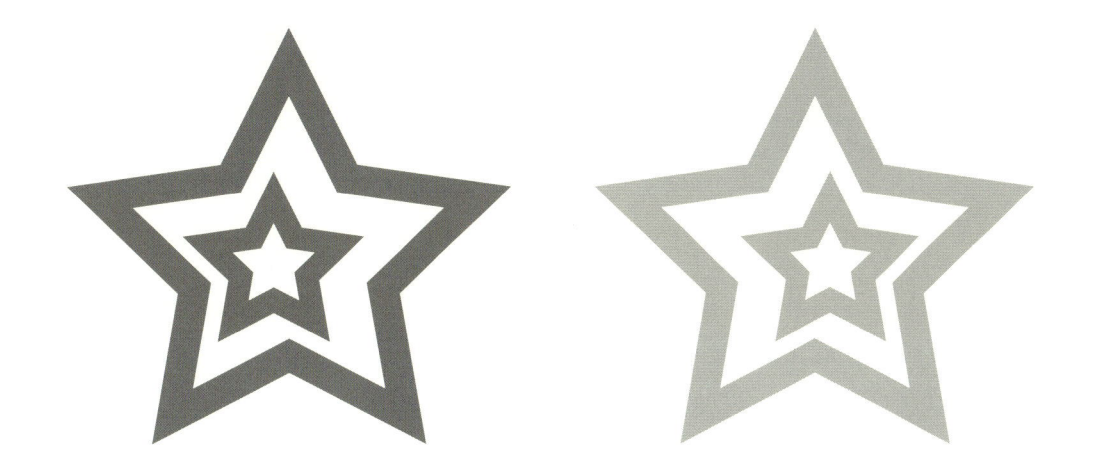

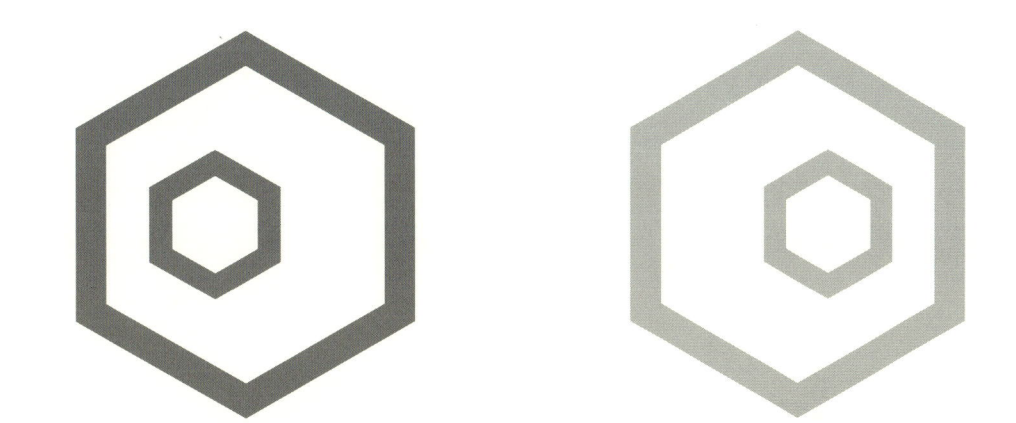

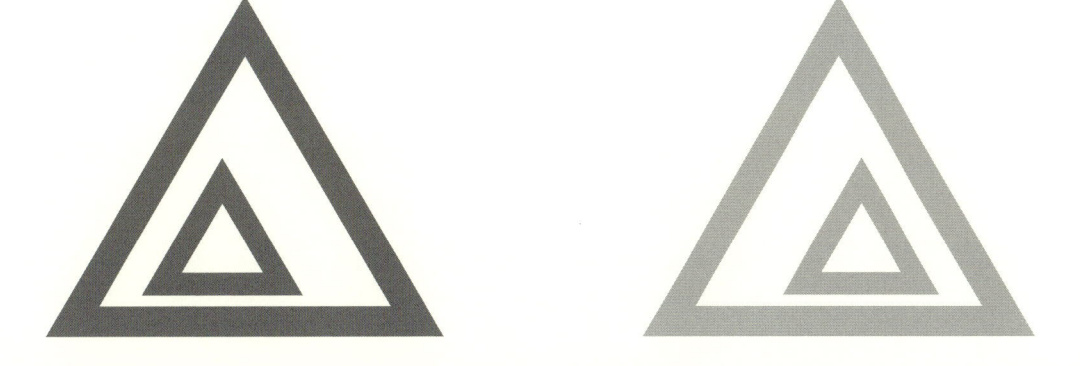

| 追従性眼球運動の<br>トレーニング | 跳躍性眼球運動の<br>トレーニング | 両眼のチームワー<br>クのトレーニング | **視空間認知の<br>トレーニング** | ボディイメージの<br>トレーニング | 複合トレーニング |
|---|---|---|---|---|---|

# 6 テングラム

### やり方
①パズルのピースを並べて，見本と同じ図形を作りましょう
②図形を記憶して，見本を見ないで作りましょう
③見本の図形を，右90度回転，左90度回転，上下反転，左右反転させた形を頭の中でイメージして，パズルで作りましょう

### 留意点
むずかしい場合は，見本の図形に補助線を引いて，ピースの形を示すとヒントになります

### 応用編
見本の図形について子どもが口頭で説明し，指導者に同じ形を作らせます（イメージの言語化）
図形について指導者が口頭で説明し，子どもに同じ形を作らせます（聴覚情報の視覚化）

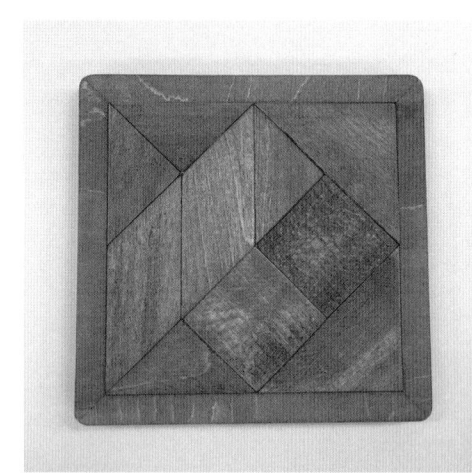

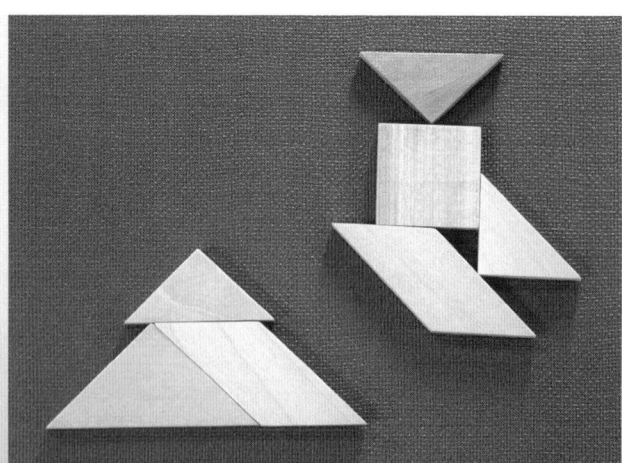

テングラム　　　　　　　作品の例

※ HP から，パズルの型紙と，課題の見本をダウンロードできます。詳細は 128 ページをご覧ください

見本パターン

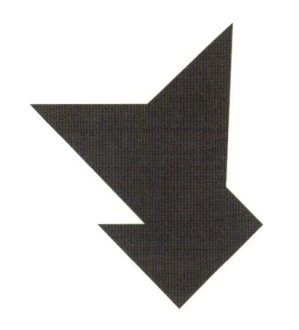

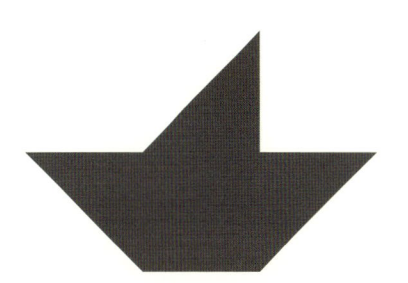

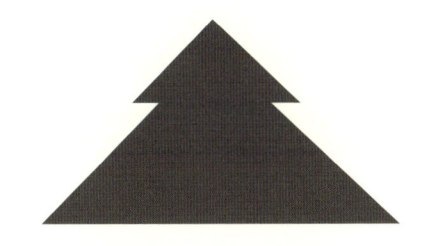

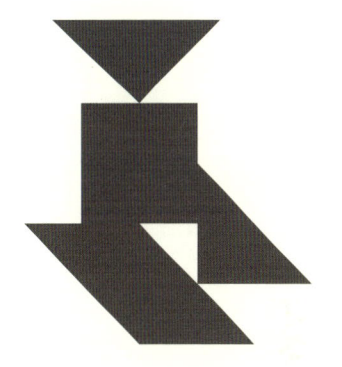

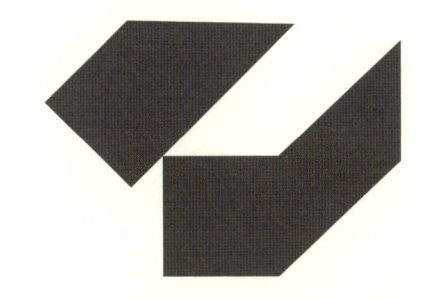

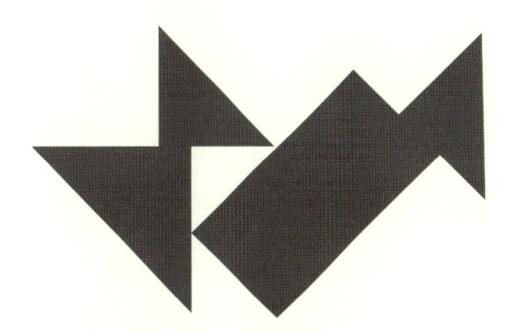

1

2

3

4

5

6

| 追従性眼球運動の<br>トレーニング | 跳躍性眼球運動の<br>トレーニング | 両眼のチームワー<br>クのトレーニング | **視空間認知の<br>トレーニング** | ボディイメージの<br>トレーニング | 複合トレーニング |
|---|---|---|---|---|---|

# 7 スティックパズル

### やり方
パズルのピースを並べて，見本と同じ形を作りましょう
①見本を横に置き，それを見ながら同じ形を作りましょう
②見本の形を記憶して，見本を見ないで，同じ形を作りましょう

### 留意点
課題がむずかしい場合は，見本の上にパズルのピースを置いて，同じ形を作りましょう

### 応用編
自由にいろいろな文字や形を作ってみましょう

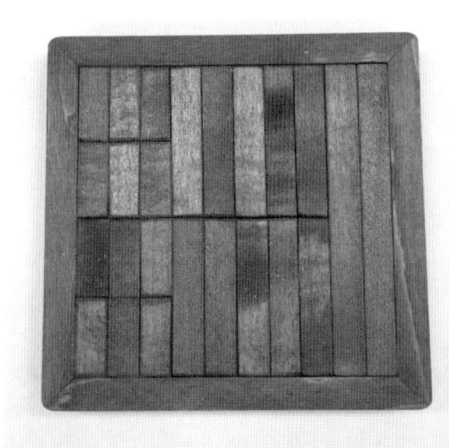

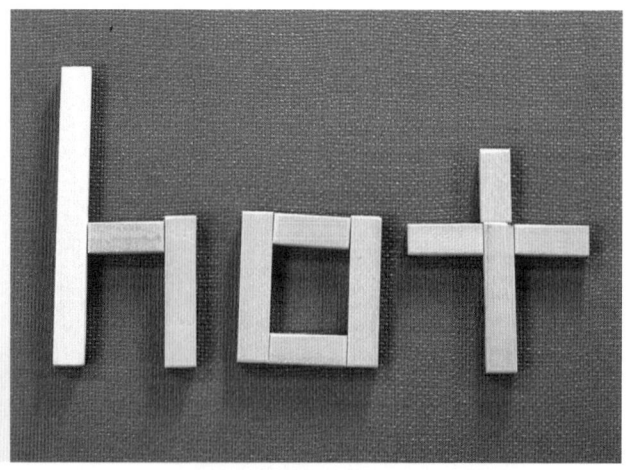

スティックパズル　　　　　　　　作品の例

※ HP から，パズルの型紙と，課題の見本をダウンロードできます。詳細は 128 ページをご覧ください

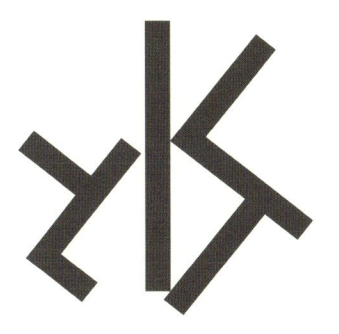

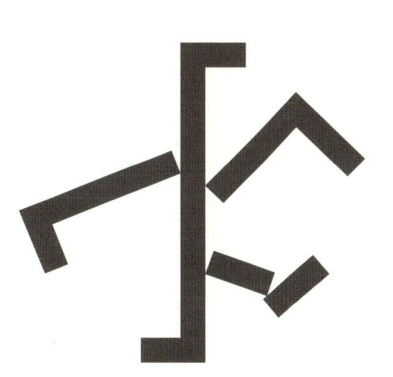

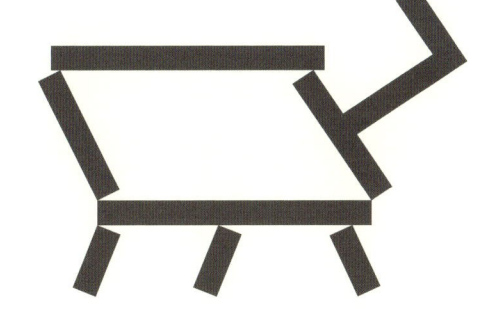

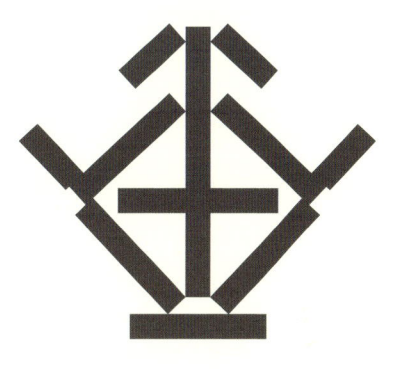

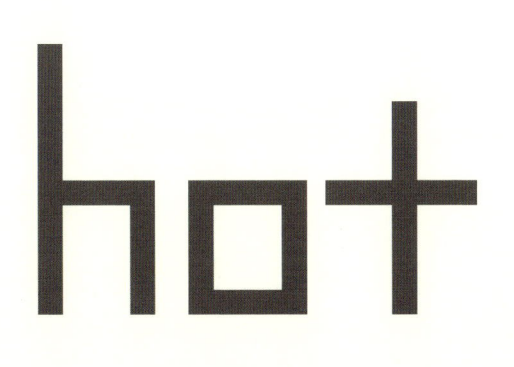

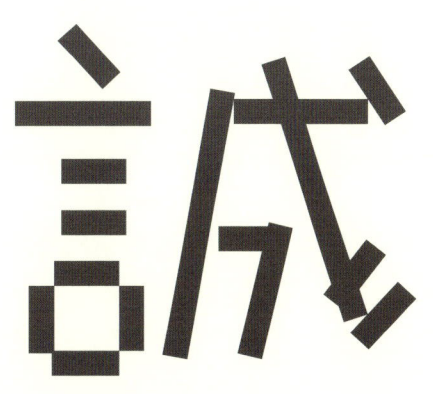

見本パターン

1

2

3

4

5

6

| 追従性眼球運動の トレーニング | 跳躍性眼球運動の トレーニング | 両眼のチームワー クのトレーニング | **視空間認知の トレーニング** | ボディイメージの トレーニング | 複合トレーニング |

# 8 ジオボード

### やり方

①ボードの突起に輪ゴムを引っかけて線や形を作り，見本と同じ図形を作りましょう

②図形を記憶して，見本を見ないで作りましょう

③見本の図形を，右90度回転，左90度回転，上下反転，左右反転させた形を頭の中でイメージして，ボードに作りましょう

### 留意点

完成したら，見本や指導者の作品の上にボードを重ねて答え合わせをします

できるようになったら，より複雑な形にチャレンジしましょう

### 応用編

ひらがな，カタカナ，漢字，アルファベットなどをジオボードで作り，形を覚える練習をしましょう。画数の多い漢字の場合はボードを2枚使います

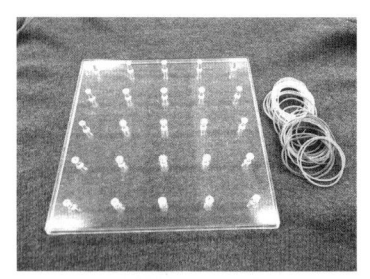

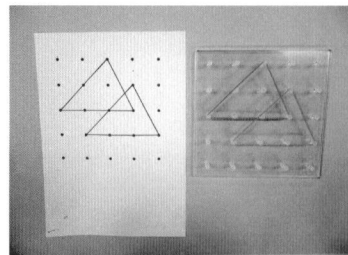

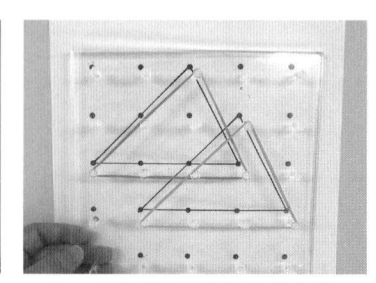

ジオボード（5×5）　　作品の例　　シートに重ねて答え合わせ

※ HP から，課題の見本をダウンロードできます。詳細は 128 ページをご覧ください

# 見本パターン

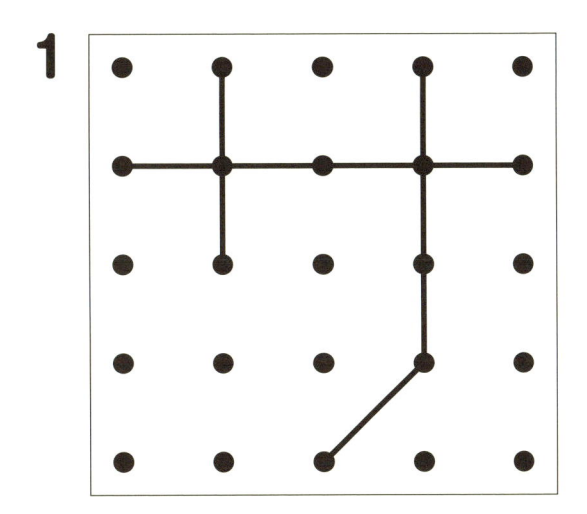

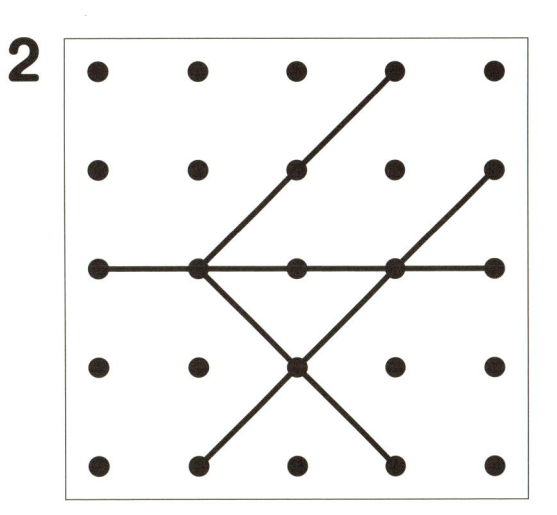

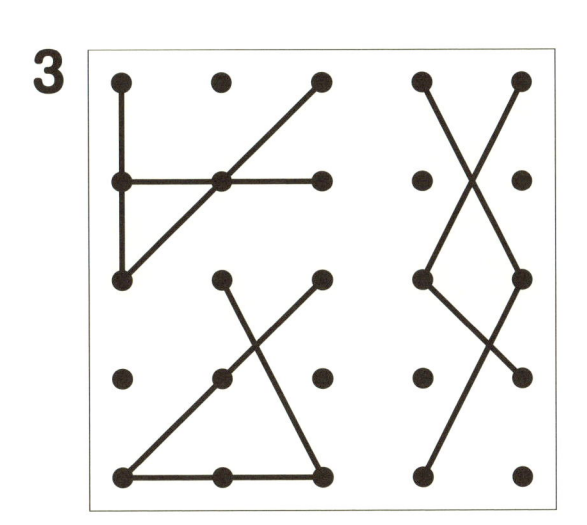

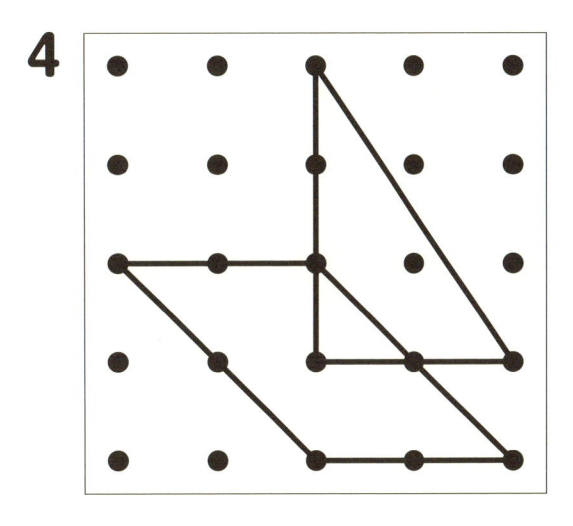

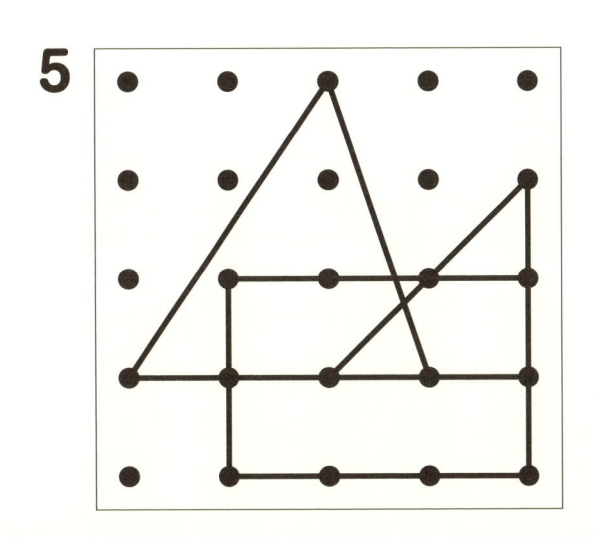

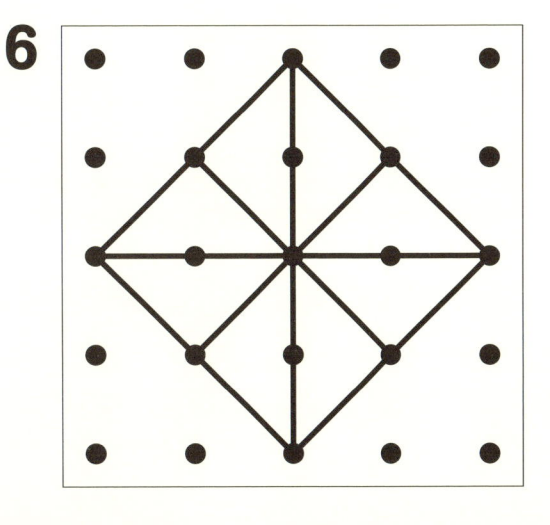

| 追従性眼球運動の<br>トレーニング | 跳躍性眼球運動の<br>トレーニング | 両眼のチームワー<br>クのトレーニング | **視空間認知の<br>トレーニング** | ボディイメージの<br>トレーニング | 複合トレーニング |

# 9 デラックスジオボード

### やり方
①ボードの突起に輪ゴムを引っかけて線や形を作り，見本と同じ図形を作りましょう
②図形を記憶して，見本を見ないで作りましょう
③見本の図形を，右90度回転，左90度回転，上下反転，左右反転させた形を頭の中でイメージして，ボードに作りましょう

### 留意点
完成したら，見本や指導者の作品の上にボードを重ねて答え合わせをします
できるようになったら，より複雑な形にチャレンジしましょう

### 応用編
ひらがな，カタカナ，漢字，アルファベットなどをジオボードで作り，形を覚える練習をしましょう。画数の多い漢字の場合はボードを2枚使います

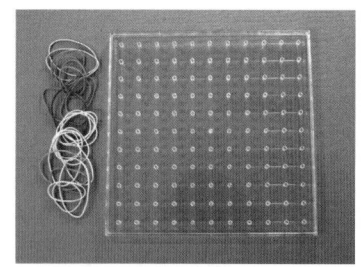

デラックスジオボード（11×11）　　作品の例　　シートに重ねて答え合わせ

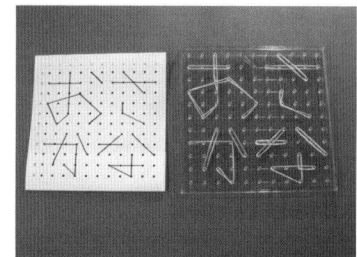

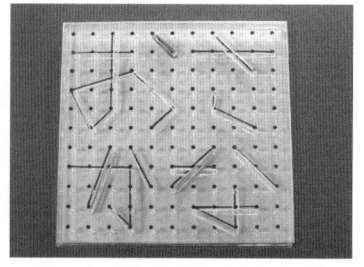

※ HP から，課題の見本をダウンロードできます。詳細は128 ページをご覧ください

見本パターン

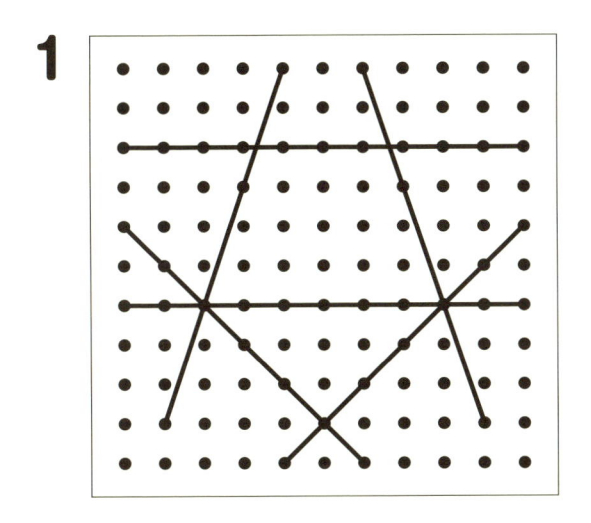

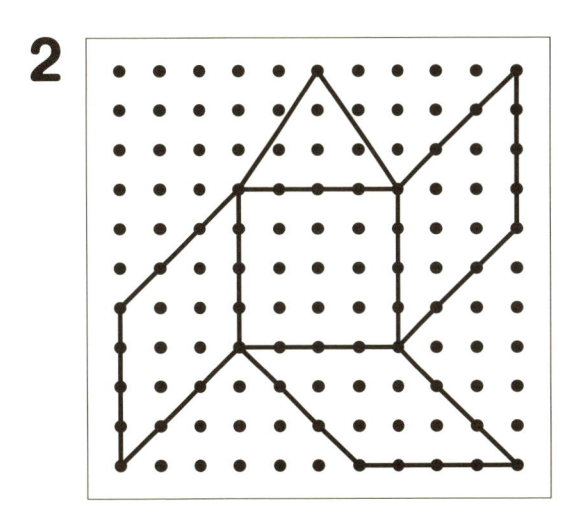

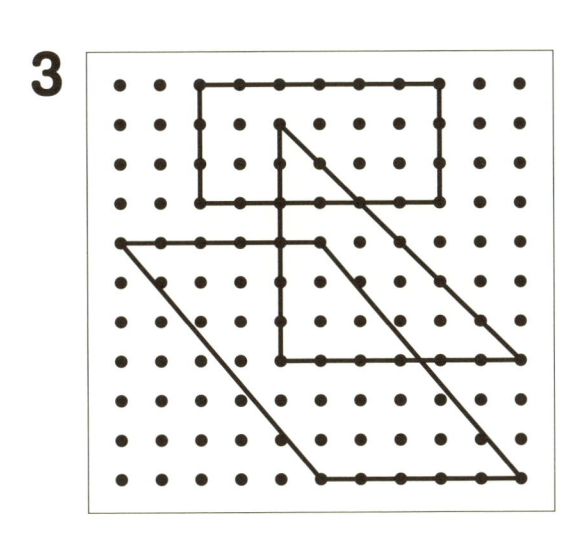

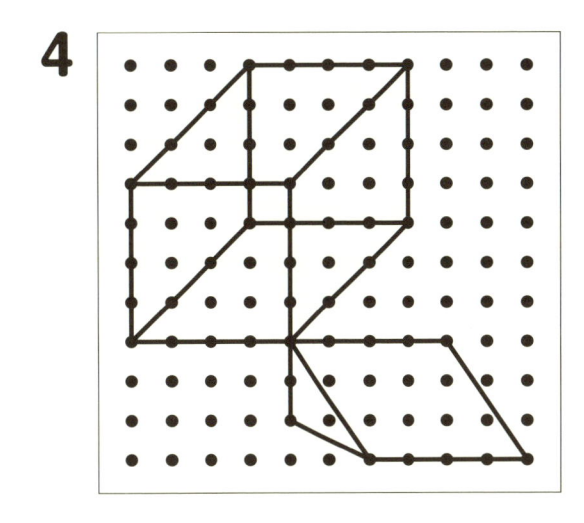

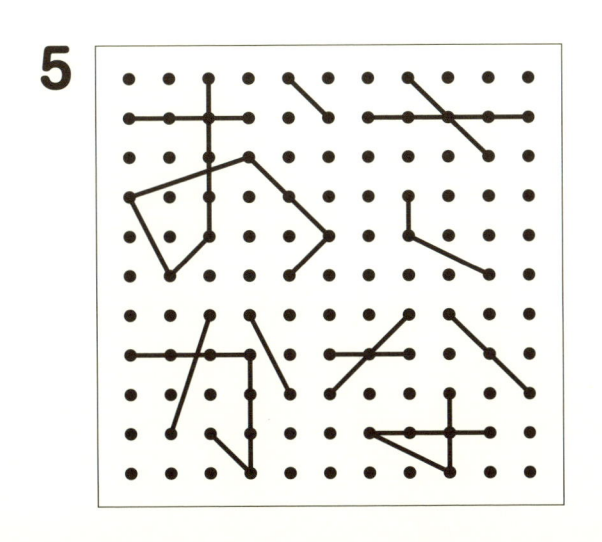

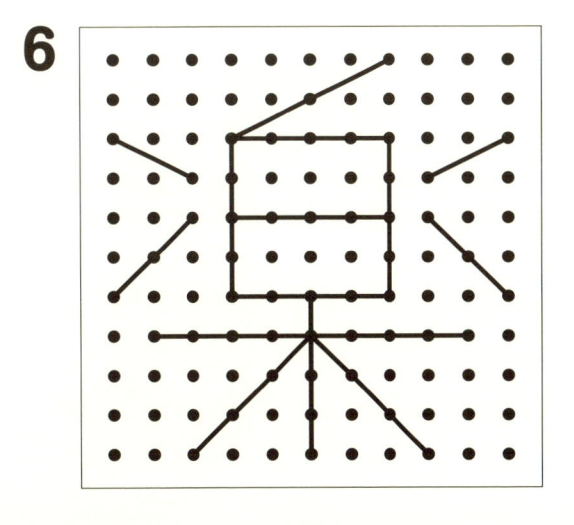

| 追従性眼球運動のトレーニング | 跳躍性眼球運動のトレーニング | 両眼のチームワークのトレーニング | **視空間認知のトレーニング** | ボディイメージのトレーニング | 複合トレーニング |

# 10 道案内

### やり方
①道順の説明の通りに，地図をなぞりましょう
②道順を覚えたら，言葉で説明してみましょう
③模造紙などで大きな地図を作って，教室の床に貼りましょう
　大きな地図の上を，道順の通りに歩いて移動しましょう

### 留意点
道順の説明は，子どもに文を読ませたり，指導者の説明を聞き取らせたりします

### 応用編
道順の説明を聞きながら，実際に歩いているところを頭の中でイメージしましょう
できれば道順を暗記しましょう

## 道案内　1

〈道順〉
駅を出たらまっすぐ東に1ブロック進む。
最初の交差点で左に曲がり，銀行とコンビニエンスストアを右側に見て通り過ぎ，2つめの交差点で右に曲がる。
角の薬局で左に曲がり，直進すると中学校がある

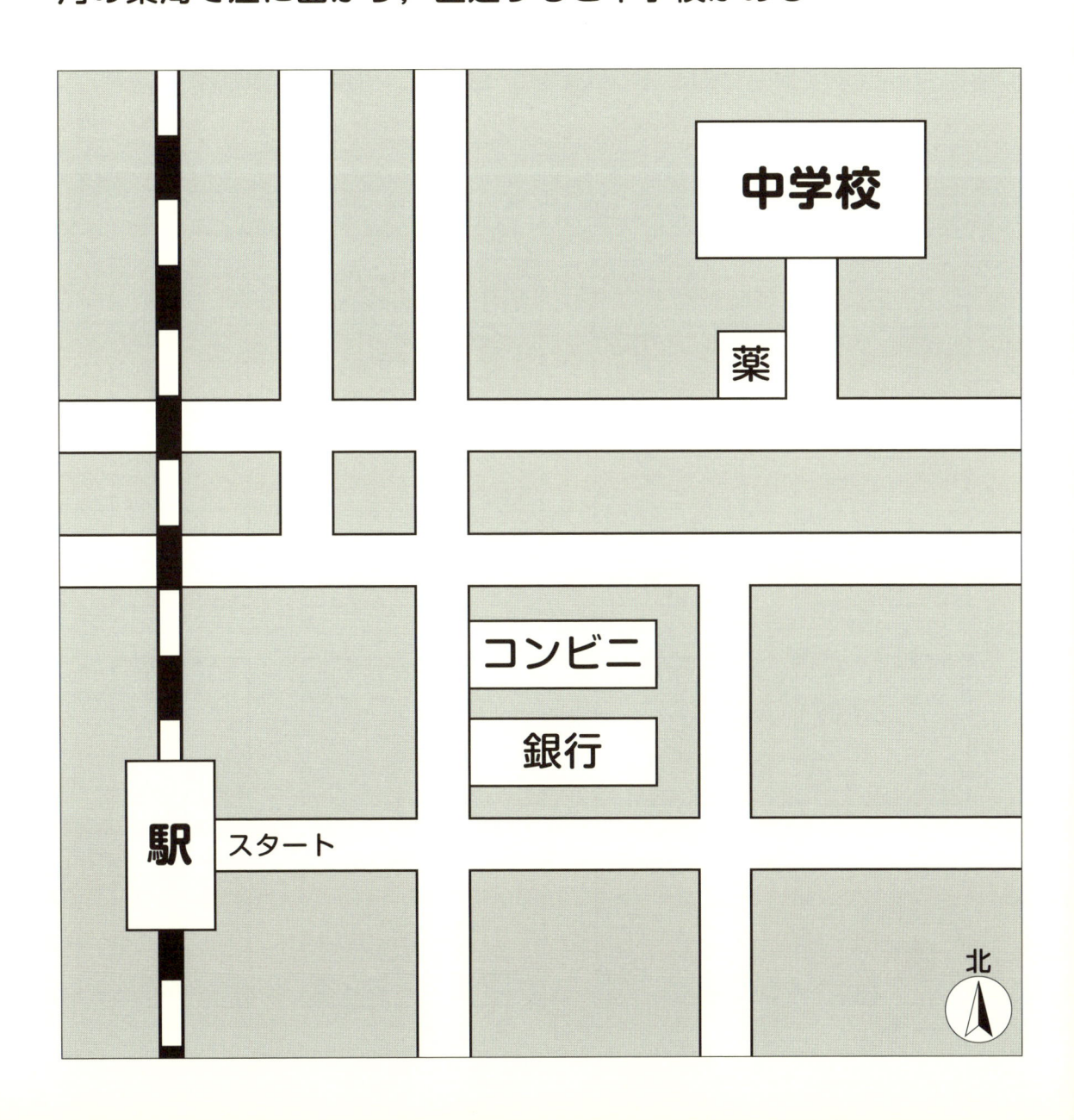

# 道案内　2

〈道順〉
家 → 本屋 → 花屋 → スーパー → 文房具店 → クリーニング店 → 家

〈説明の例〉
「北に１ブロック　東に１ブロック進むと　本屋がある」

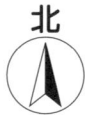

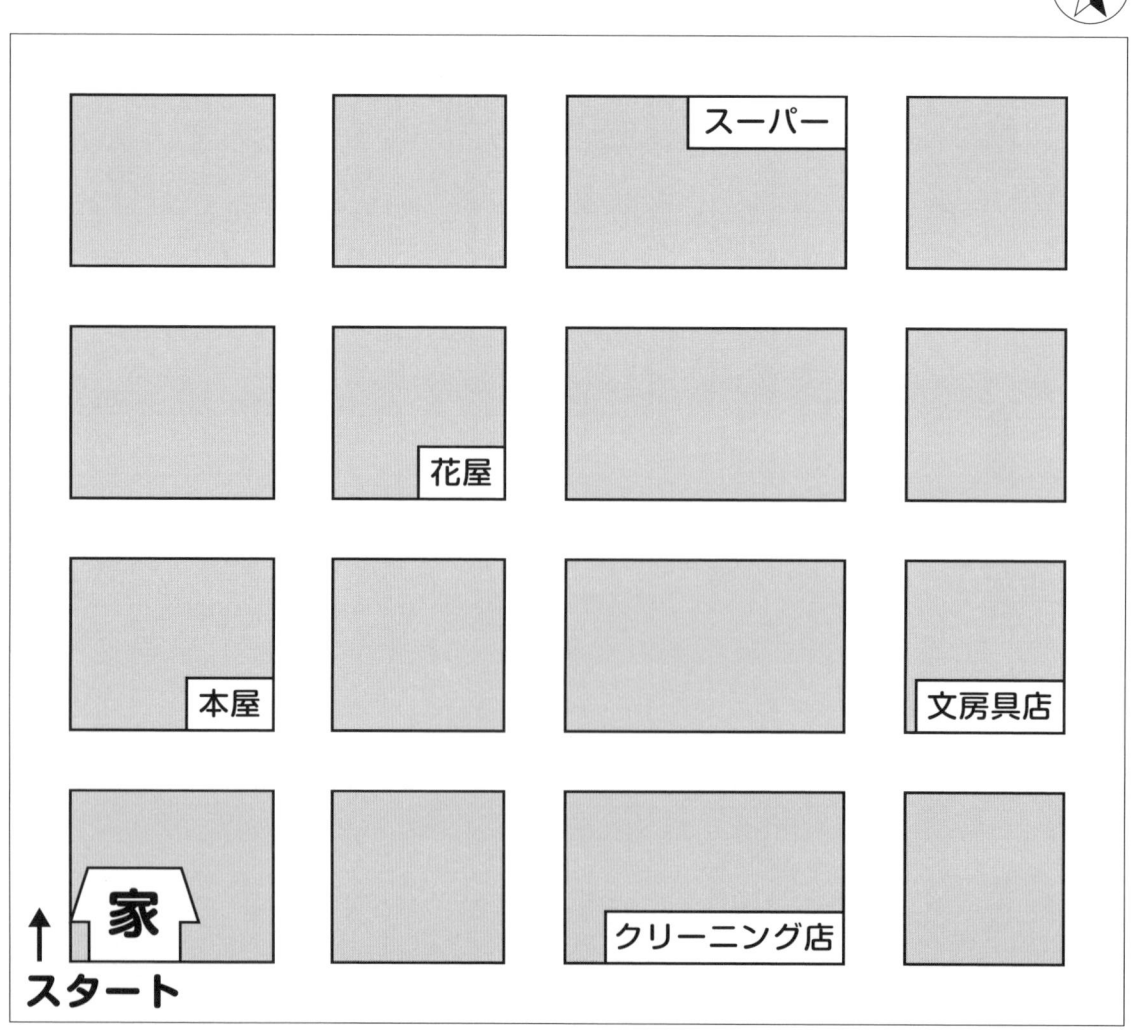

## 道案内　3

〈道順〉
家 → 図書館 → スーパー → スポーツ用品店 → 公園 → 自転車屋 → 家

〈説明の例〉
「家を出て右に進み，3本目の道を右に曲がって，しばらく進むと図書館がある」

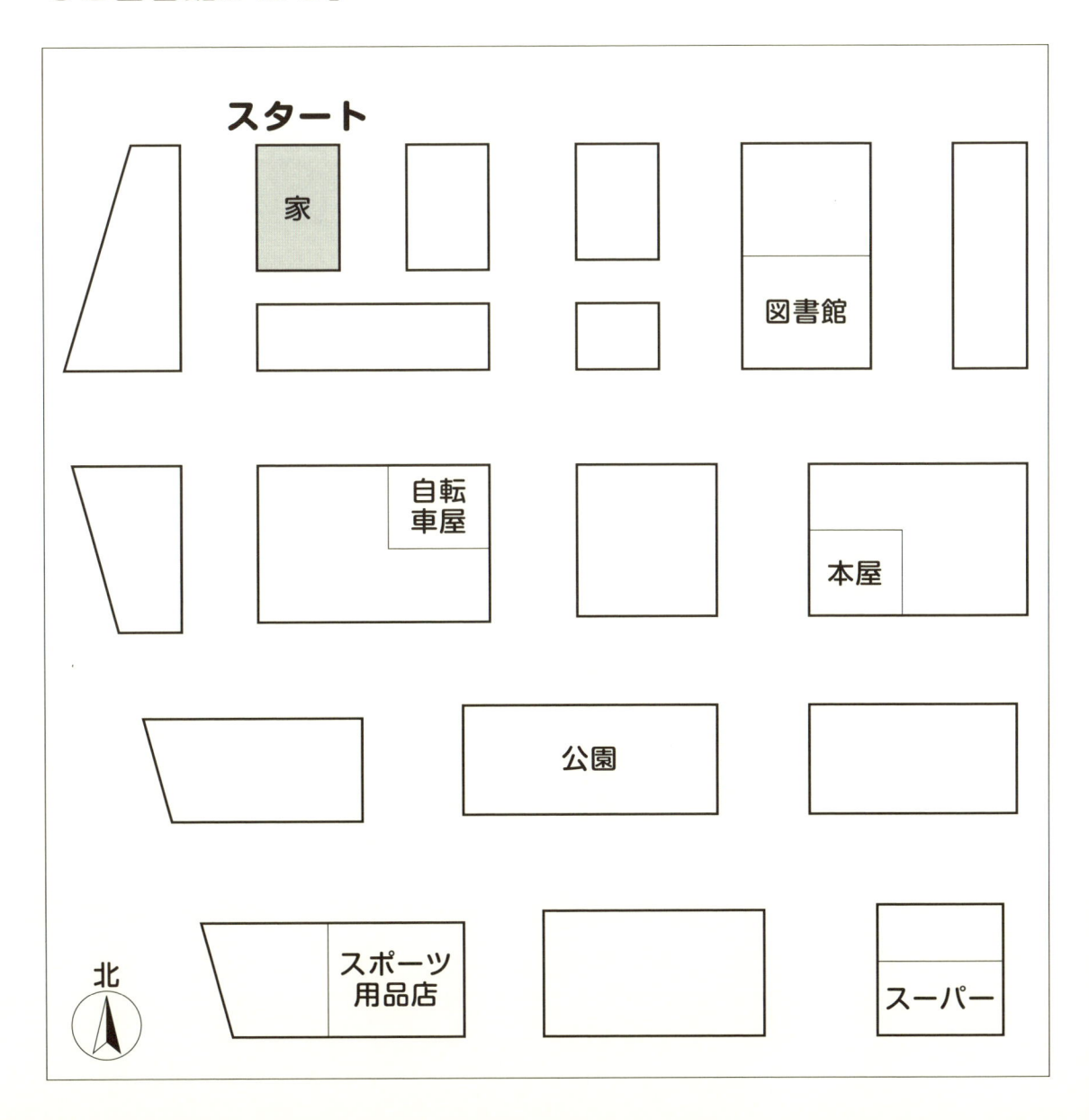

| 追従性眼球運動のトレーニング | 跳躍性眼球運動のトレーニング | 両眼のチームワークのトレーニング | 視空間認知のトレーニング | **ボディイメージのトレーニング** | 複合トレーニング |

# 11 ボディロール

> **やり方**

マットの上に横になり，マットからはみ出さないように左右にまっすぐ転がりましょう

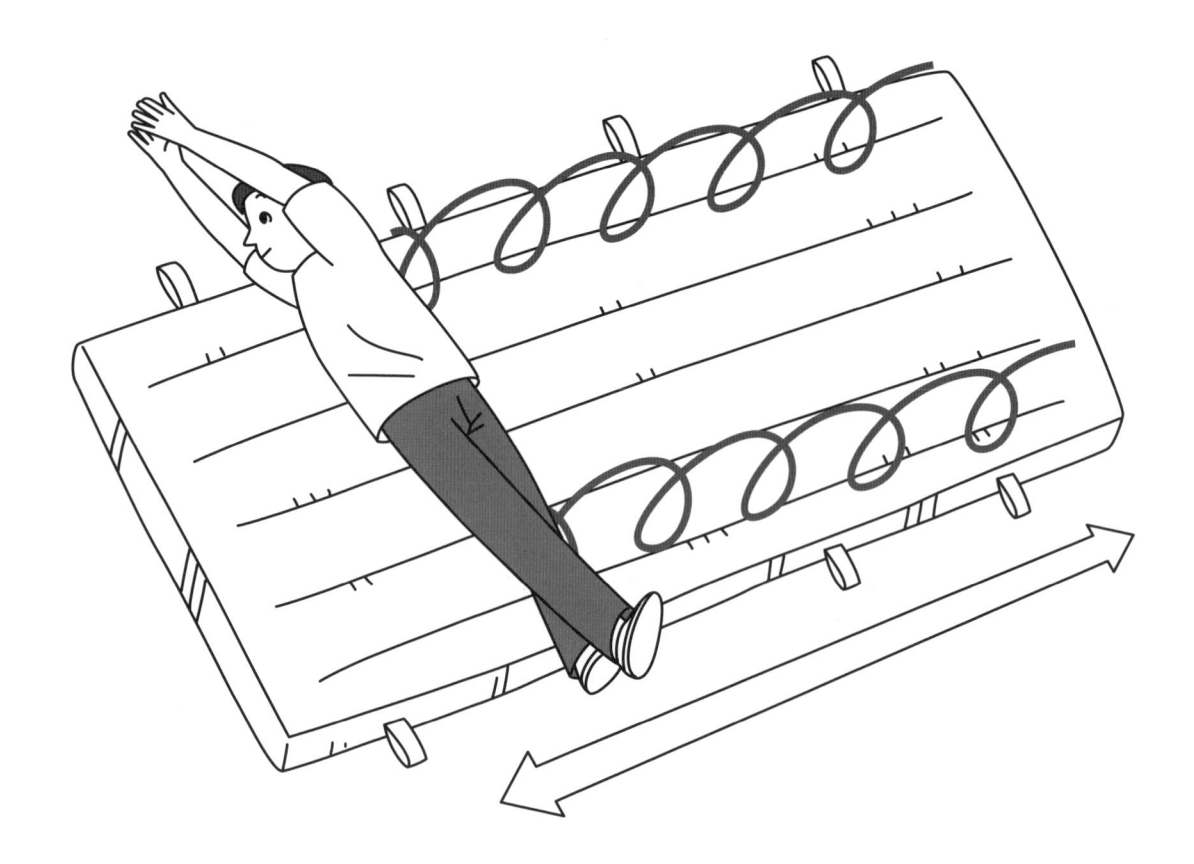

| 追従性眼球運動の<br>トレーニング | 跳躍性眼球運動の<br>トレーニング | 両眼のチームワー<br>クのトレーニング | 視空間認知の<br>トレーニング | **ボディイメージの<br>トレーニング** | 複合トレーニング |

# 12 くるくる歩き

**やり方**
くるくる回転しながら、まっすぐ線の上を進みましょう

**留意点**
指導者がペアになり、子どもの手を持ってあげましょう

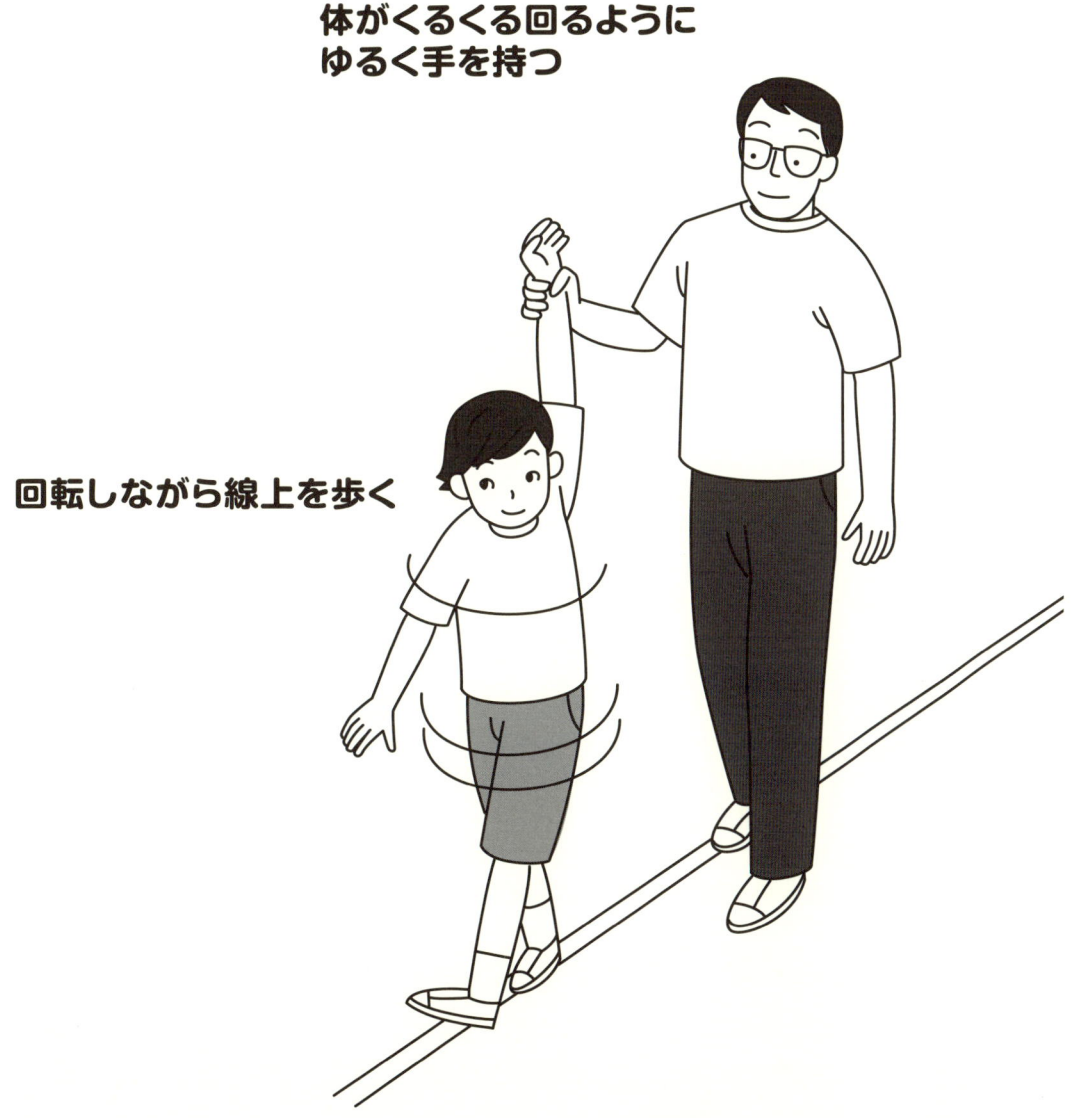

体がくるくる回るように
ゆるく手を持つ

回転しながら線上を歩く

| 追従性眼球運動の<br>トレーニング | 跳躍性眼球運動の<br>トレーニング | 両眼のチームワー<br>クのトレーニング | 視空間認知の<br>トレーニング | **ボディイメージの<br>トレーニング** | 複合トレーニング |

# 13 でんぐり返り

> やり方

相手と向かい合って手をつなぎ，逆上がりの要領で1回転しましょう

> 留意点

指導者がペアになり，子どもをしっかり支えましょう

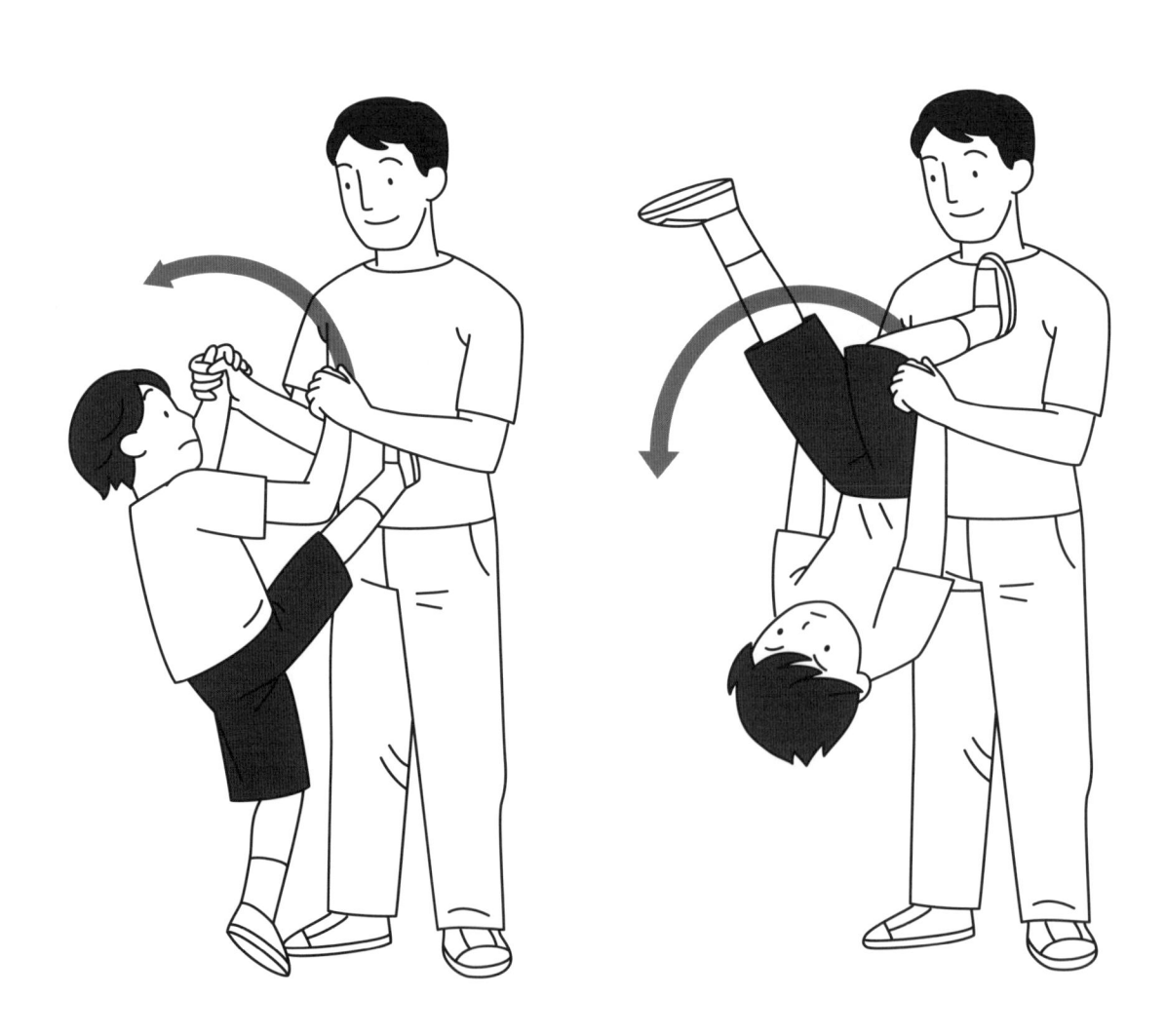

| 追従性眼球運動の<br>トレーニング | 跳躍性眼球運動の<br>トレーニング | 両眼のチームワー<br>クのトレーニング | 視空間認知の<br>トレーニング | **ボディイメージの<br>トレーニング** | 複合トレーニング |
|---|---|---|---|---|---|

# 14 指の体操

### やり方
両手を机の上に置き，タッチされた順番に指を動かしましょう

### 留意点
一度にタッチする指の数を，徐々に増やしていきます

### 応用編
タッチする代わりに，動かす指を，言葉で指示しましょう

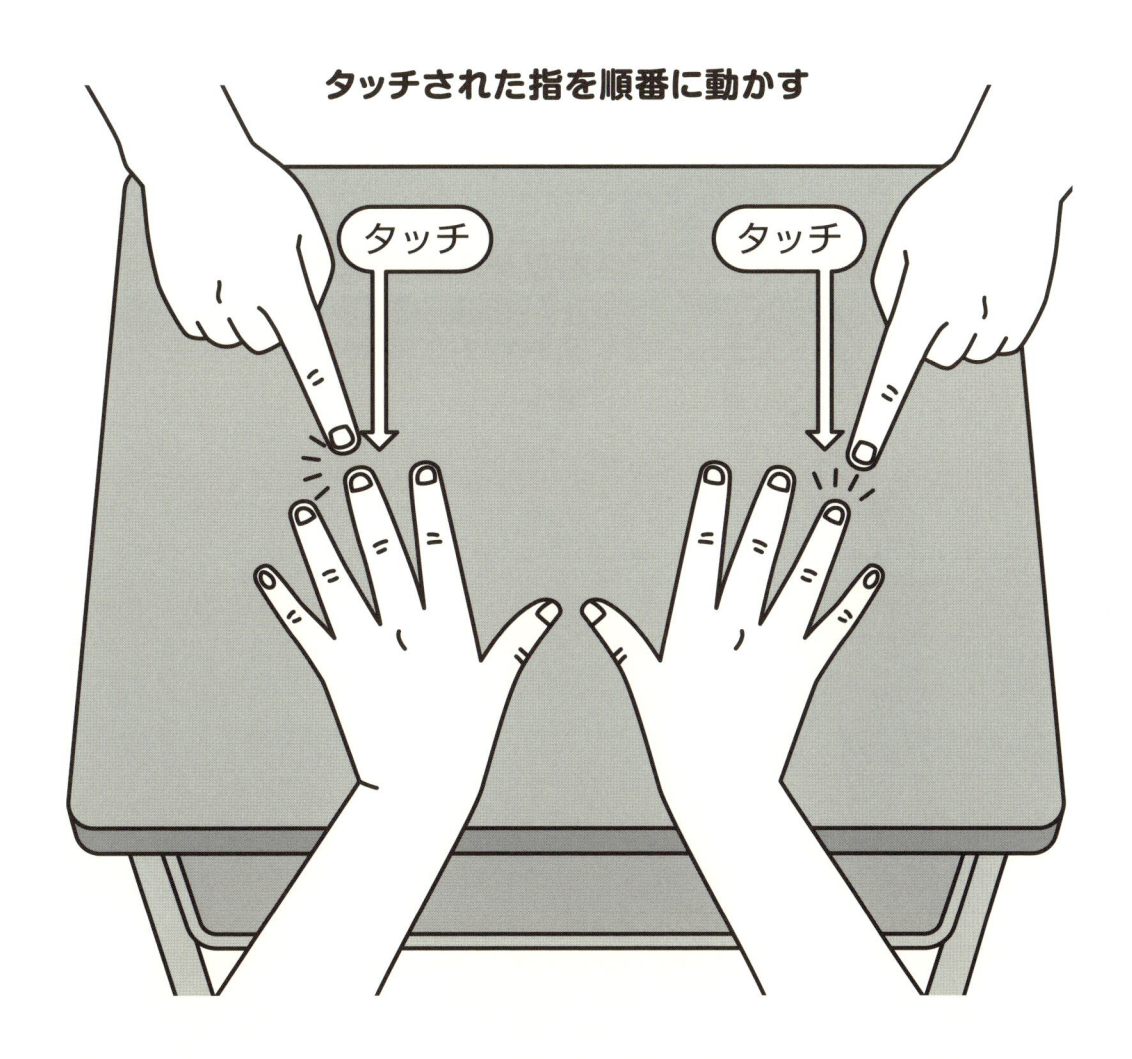

**タッチされた指を順番に動かす**

| 追従性眼球運動の<br>トレーニング | 跳躍性眼球運動の<br>トレーニング | 両眼のチームワー<br>クのトレーニング | 視空間認知の<br>トレーニング | **ボディイメージの<br>トレーニング** | 複合トレーニング |
|---|---|---|---|---|---|

# 15 クロスウォーク

### やり方
①左右の足を交差させながら，線の上を進みましょう
②手押し車の姿勢で，左右の手を交差させながら，線の上を進みましょう
③左右の手を交差して壁につきながら，線の上を進みましょう

### 留意点
右手・右足が体の中心より左側へ，左手・左足が体の中心より右側へ，中心軸を越える動きを体験します

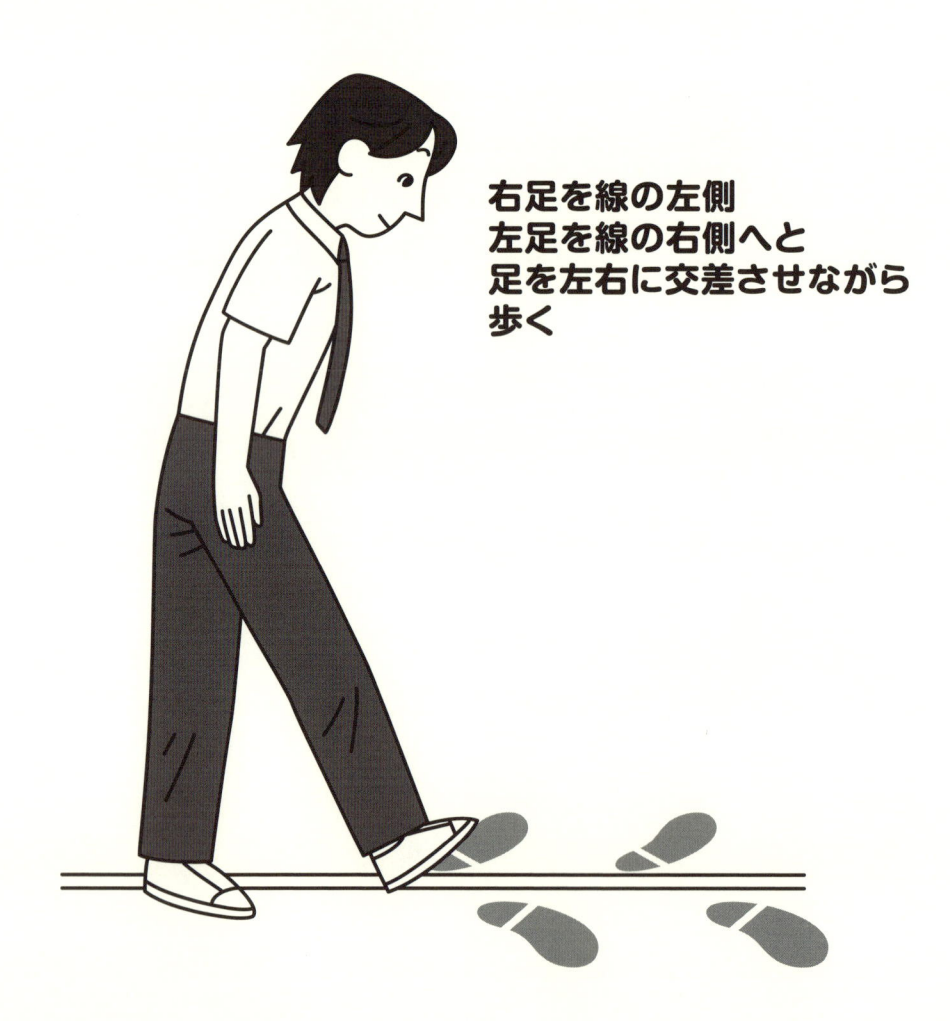

右足を線の左側
左足を線の右側へと
足を左右に交差させながら
歩く

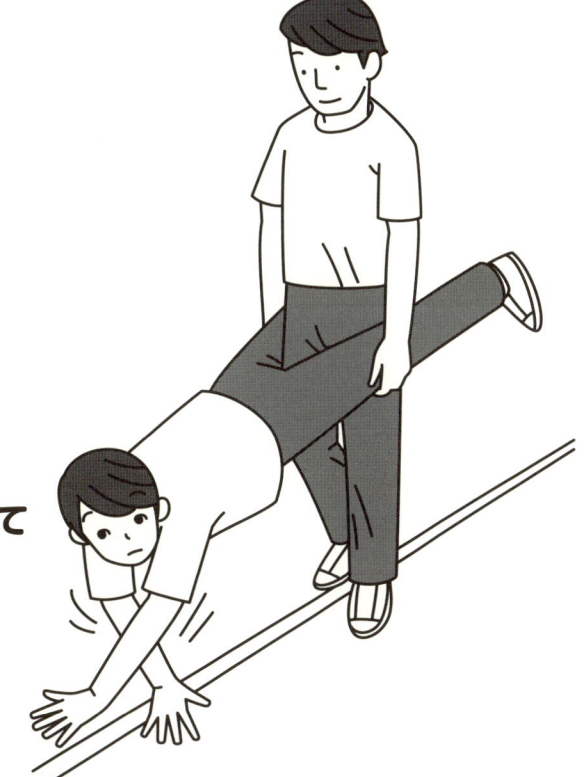

手押し車の姿勢で
手を左右に交差させて
線上を歩く

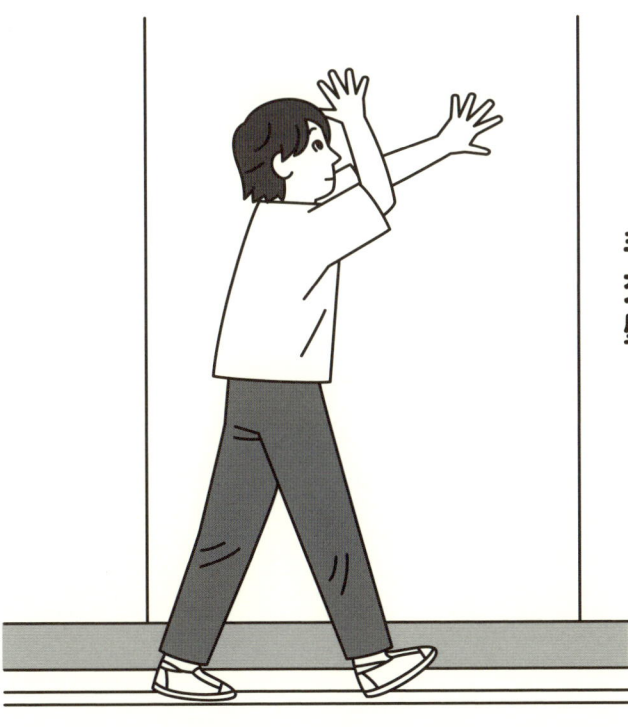

手を左右に
交差させながら
壁に手をついて歩く

| 追従性眼球運動の<br>トレーニング | 跳躍性眼球運動の<br>トレーニング | 両眼のチームワー<br>クのトレーニング | 視空間認知の<br>トレーニング | **ボディイメージの<br>トレーニング** | 複合トレーニング |
|---|---|---|---|---|---|

# 16 方向体操

### やり方
①図の方向を声に出して言いながら，その方向を指しましょう
②手で方向を指す代わりに，図の方向へジャンプしましょう
③手や足を動かさずに，声だけで方向を言ってみましょう

### 留意点
課題を一覧表にしないで，1枚のボードを回転させながら子どもに見せていく方法もあります

### 応用編
手の方向を時計の針に見立てて，「3時」「9時30分」などと時刻を言いましょう

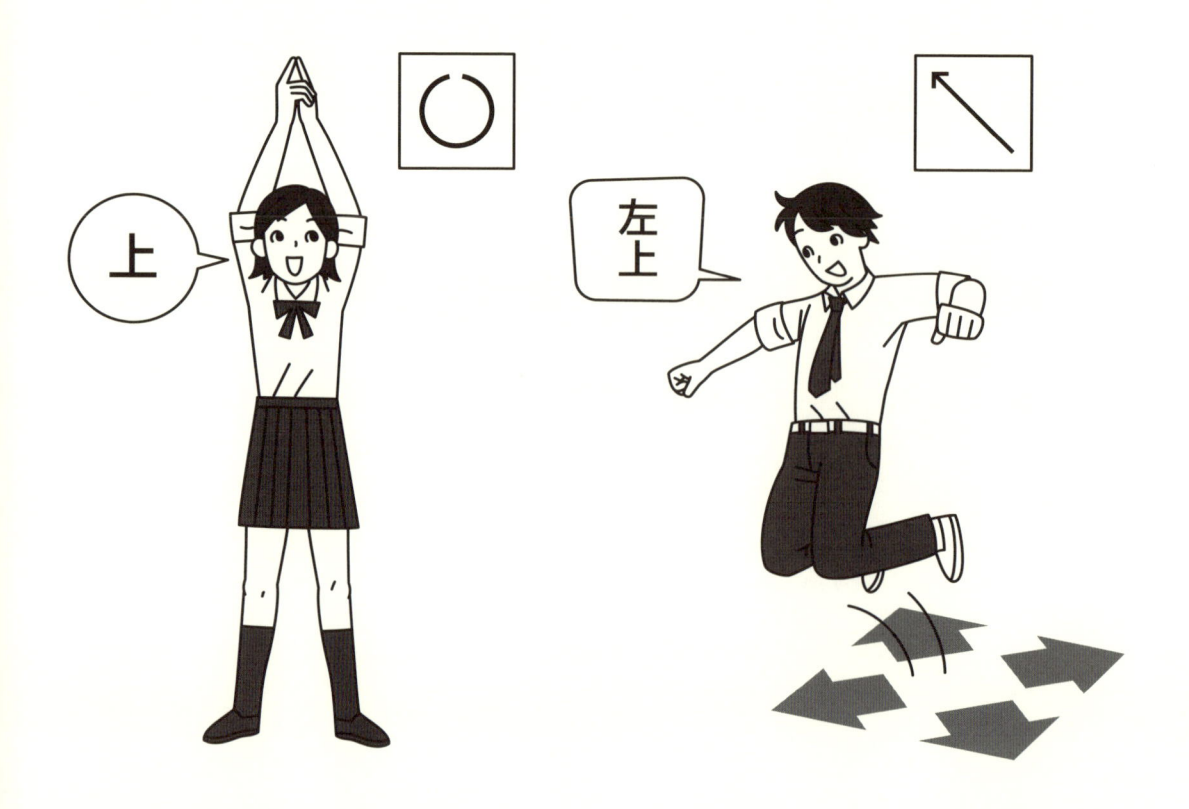

（輪の切れている方向）

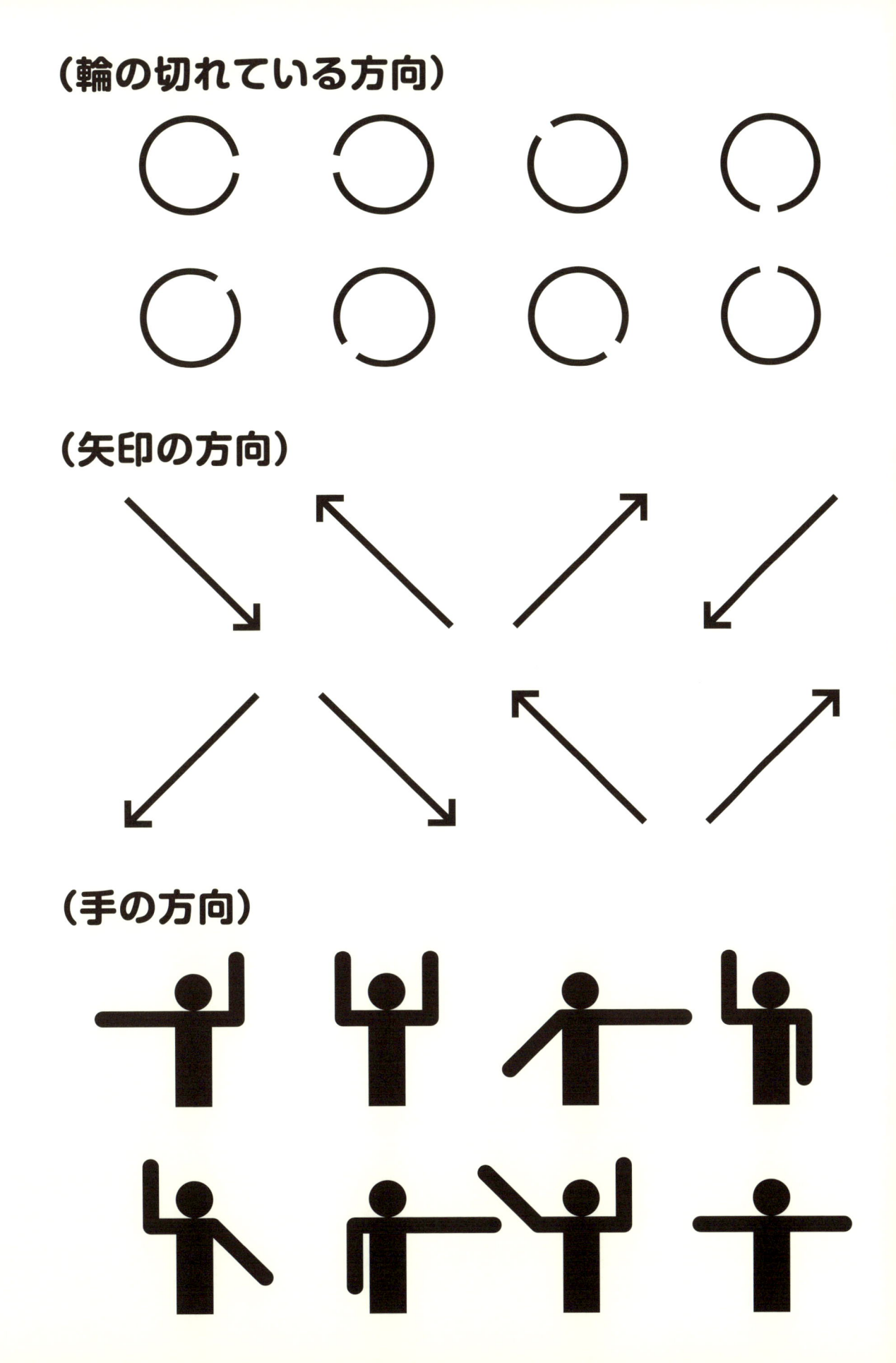

（矢印の方向）

（手の方向）

| 追従性眼球運動の トレーニング | 跳躍性眼球運動の トレーニング | 両眼のチームワー クのトレーニング | 視空間認知の トレーニング | **ボディイメージの トレーニング** | 複合トレーニング |

# 17 リズム体操

### やり方
2つの対照的な動きを，「1,2」「1,2」の一定のリズムで交互に繰り返しましょう

### 留意点
体を思うようにコントロールするためのトレーニングです
ボディイメージのトレーニング全体を通じて，タテとヨコの体の軸を意識させます

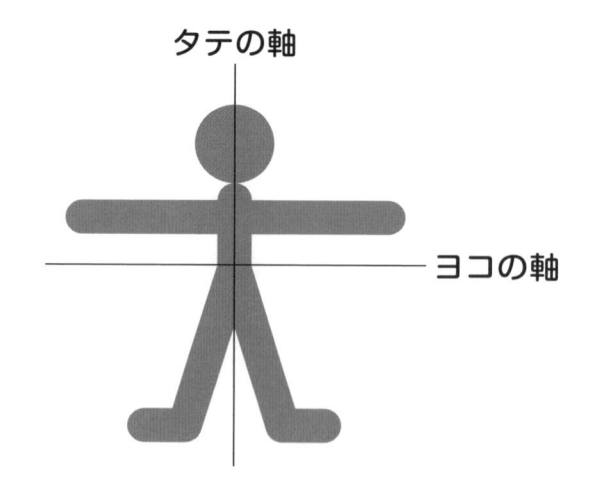

タテの軸

ヨコの軸

1 ⇄

2 ⇄

3 ⇄

4 ⇄

5 ⇄

6 ⇄

7 外また ⇄ 内また

8 つまさき立ち
手首は腰に ⇄ かかと立ち
手の平は上向き

| 追従性眼球運動の<br>トレーニング | 跳躍性眼球運動の<br>トレーニング | 両眼のチームワー<br>クのトレーニング | 視空間認知の<br>トレーニング | ボディイメージの<br>トレーニング | **複合トレーニング** |

# 18 空中お絵かき
追従性眼球運動と視空間認知のトレーニング

## やり方

腕全体を使って，空中に大きく図形をかきましょう
文字をかくこともできます
大きくかいてみると，漢字などの形が覚えやすくなります

## 応用編

① 「∞」の字は，傾きをいろいろに変えて描きましょう
② その場で回りながら，図形を描きましょう

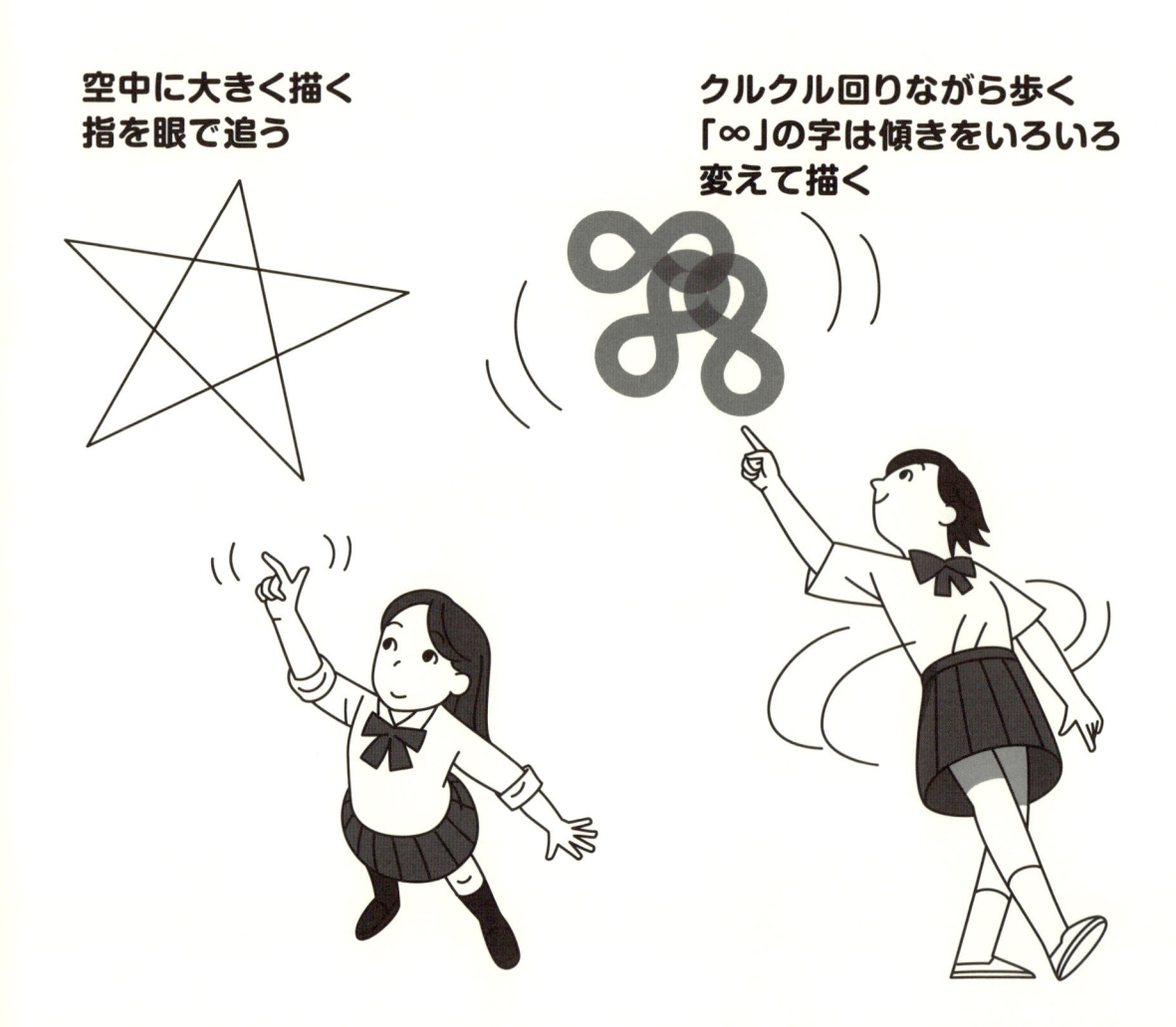

**空中に大きく描く**
**指を眼で追う**

**クルクル回りながら歩く**
**「∞」の字は傾きをいろいろ**
**変えて描く**

| 追従性眼球運動の<br>トレーニング | 跳躍性眼球運動の<br>トレーニング | 両眼のチームワー<br>クのトレーニング | 視空間認知の<br>トレーニング | ボディイメージの<br>トレーニング | **複合トレーニング** |

# 19 お手玉タッチ
追従性眼球運動とボディイメージのトレーニング

### やり方

ひもでつるした，ゆれるお手玉にタッチしましょう
①右手・左手・右膝・左膝・頭など，体のいろいろな部分でタッチ
②ジャンプしてタッチ・キックしてタッチなど，動きながらタッチ
③その場でくるっと1回転してからタッチ

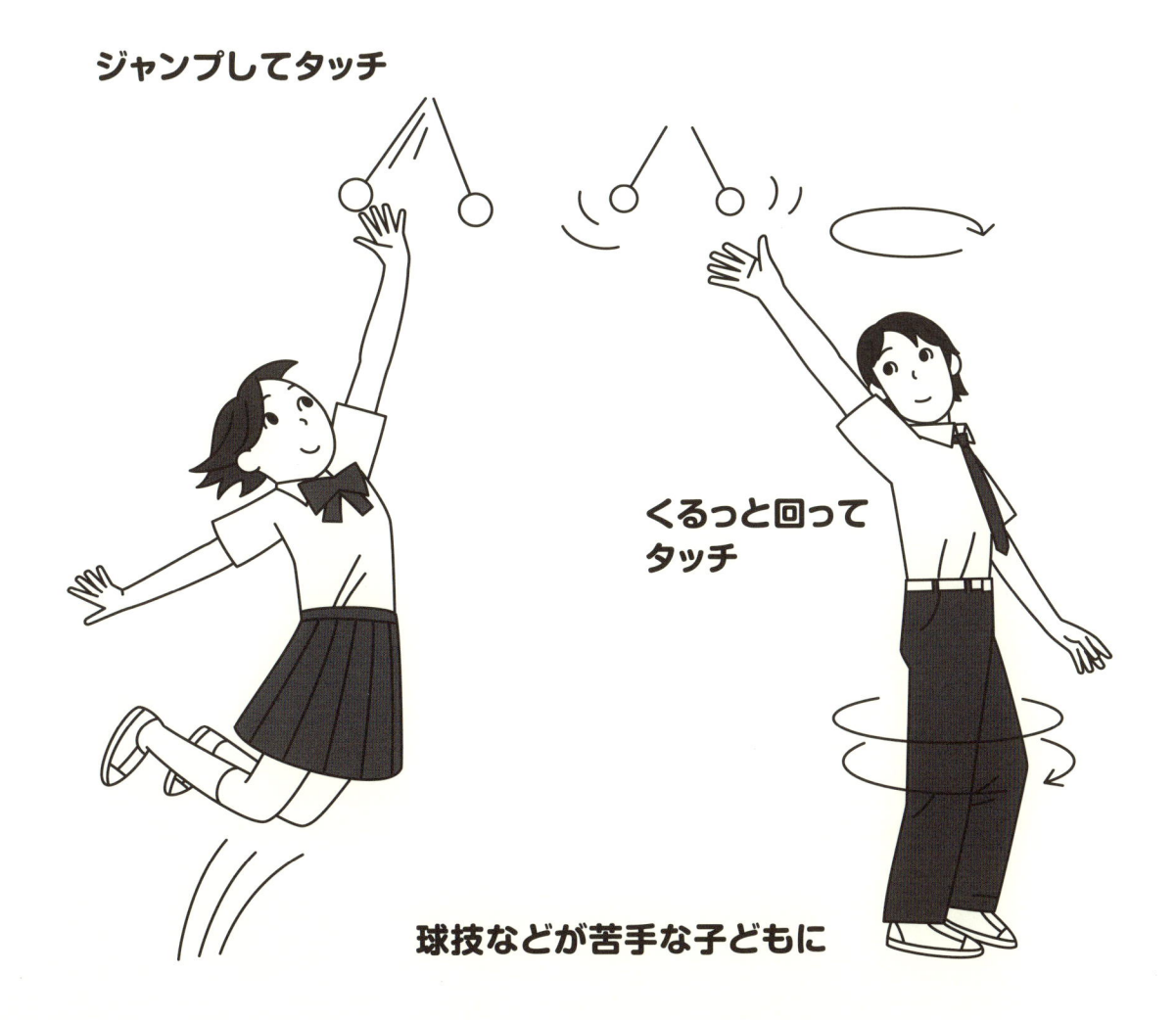

**ジャンプしてタッチ**

**くるっと回って
タッチ**

**球技などが苦手な子どもに**

| 追従性眼球運動の<br>トレーニング | 跳躍性眼球運動の<br>トレーニング | 両眼のチームワー<br>クのトレーニング | 視空間認知の<br>トレーニング | ボディイメージの<br>トレーニング | **複合トレーニング** |

# 20 ひらがな矢印チャート

跳躍性眼球運動と音韻認識, ボディイメージのトレーニング

## やり方

文字を声に出して読みながら, 矢印の方向を指しましょう
文字を声に出して読みながら, 矢印の方向へジャンプしましょう

## 留意点

タテ読み, ヨコ読み, 両方の向きでやってみましょう
拡大した表を, 少し離れた位置に掲示してやってみましょう

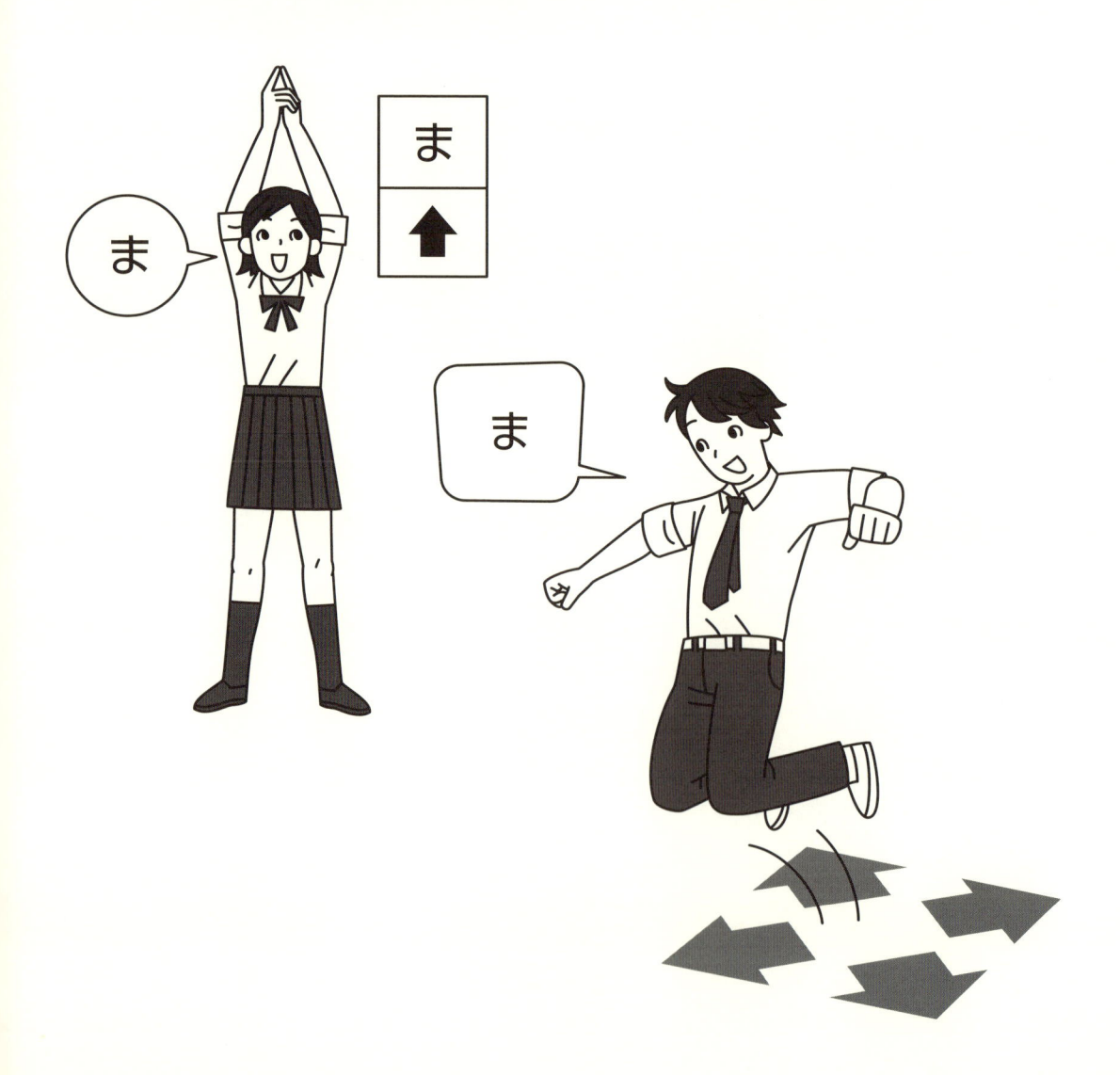

| て | あ | こ | ま | さ | せ |
|---|---|---|---|---|---|
| ↑ | ← | → | ↓ | → | ↑ |

| む | た | の | か | わ | れ |
|---|---|---|---|---|---|
| ← | → | ↓ | ↑ | ← | → |

| へ | ほ | く | り | お | さ |
|---|---|---|---|---|---|
| ↑ | ← | → | ↑ | → | ← |

| ち | い | ね | ん | め | ぬ |
|---|---|---|---|---|---|
| ↓ | ↑ | ← | ↓ | ↑ | ↓ |

| 追従性眼球運動のトレーニング | 跳躍性眼球運動のトレーニング | 両眼のチームワークのトレーニング | 視空間認知のトレーニング | ボディイメージのトレーニング | **複合トレーニング** |

# 21 bdpqチャート

跳躍性眼球運動と音韻認識,ボディイメージのトレーニング

## やり方

「ひらがな矢印チャート」（P92）と同じやり方です
文字を声に出して読みながら，矢印の方向を指しましょう
文字を声に出して読みながら，矢印の方向へジャンプしましょう

## 留意点

タテ読み，ヨコ読み，両方の向きでやってみましょう
拡大した表を，少し離れた位置に掲示してやってみましょう

| p | b | d | p | q | d |
|---|---|---|---|---|---|
| ↓ | → | ← | ↑ | ← | ↓ |

| q | p | b | d | b | q |
|---|---|---|---|---|---|
| → | ← | ↑ | ↓ | → | ← |

| p | d | b | p | q | b |
|---|---|---|---|---|---|
| ↓ | → | ← | ↓ | ← | → |

| b | q | d | q | d | p |
|---|---|---|---|---|---|
| ↑ | ↓ | → | ↑ | ↓ | ↑ |

| 追従性眼球運動の<br>トレーニング | 跳躍性眼球運動の<br>トレーニング | 両眼のチームワー<br>クのトレーニング | 視空間認知の<br>トレーニング | ボディイメージの<br>トレーニング | **複合トレーニング** |
|---|---|---|---|---|---|

# 22 動物を見つけよう

跳躍性眼球運動と視空間認知のトレーニング

### やり方

1行ずつ眼で追いながら，（指定した動物）に印をつけましょう

例　① （ライオン）に○をつけましょう
　　② （サル）と（ブタ）に○をつけましょう
　　③ （ウシ）に○，（イヌ）に△，（ネコ）に□をつけましょう

### 留意点

タテができたら，次はヨコにやってみましょう

### 応用編

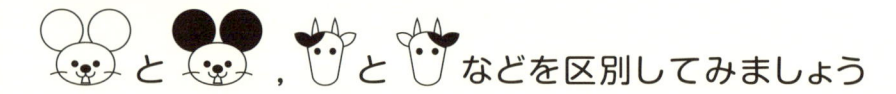

と　，　と　などを区別してみましょう

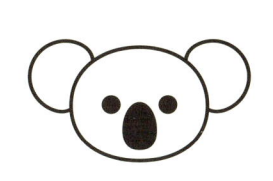

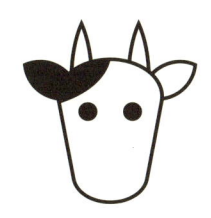

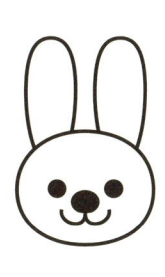

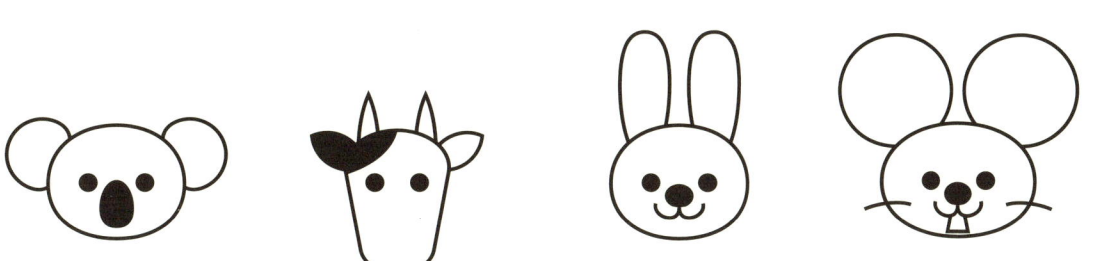

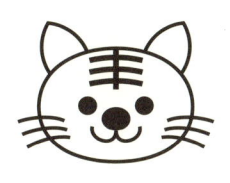

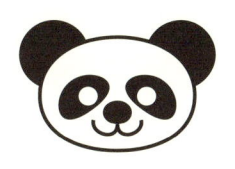

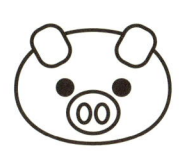

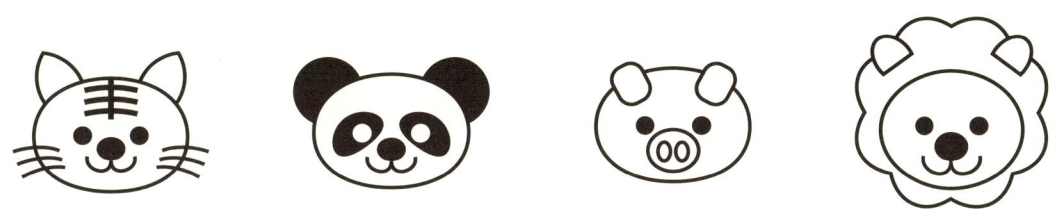

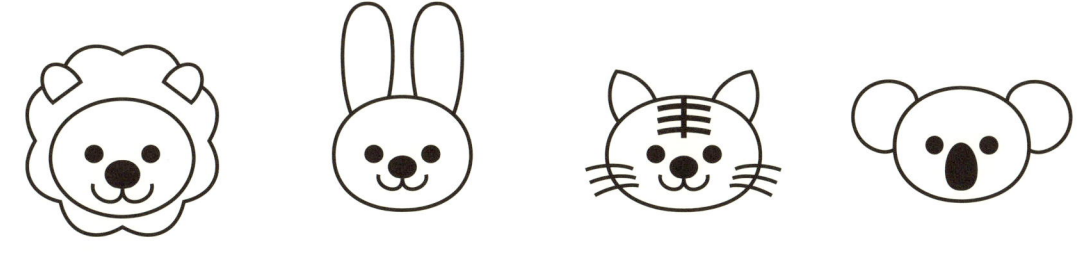

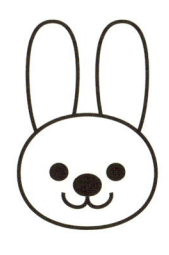

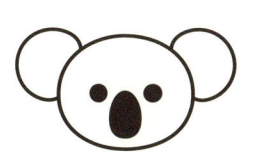

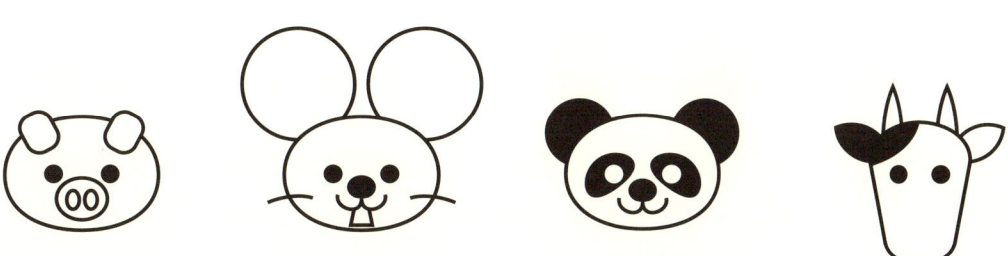

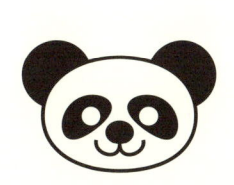

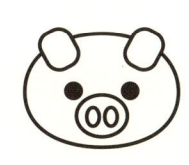

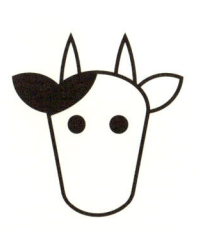

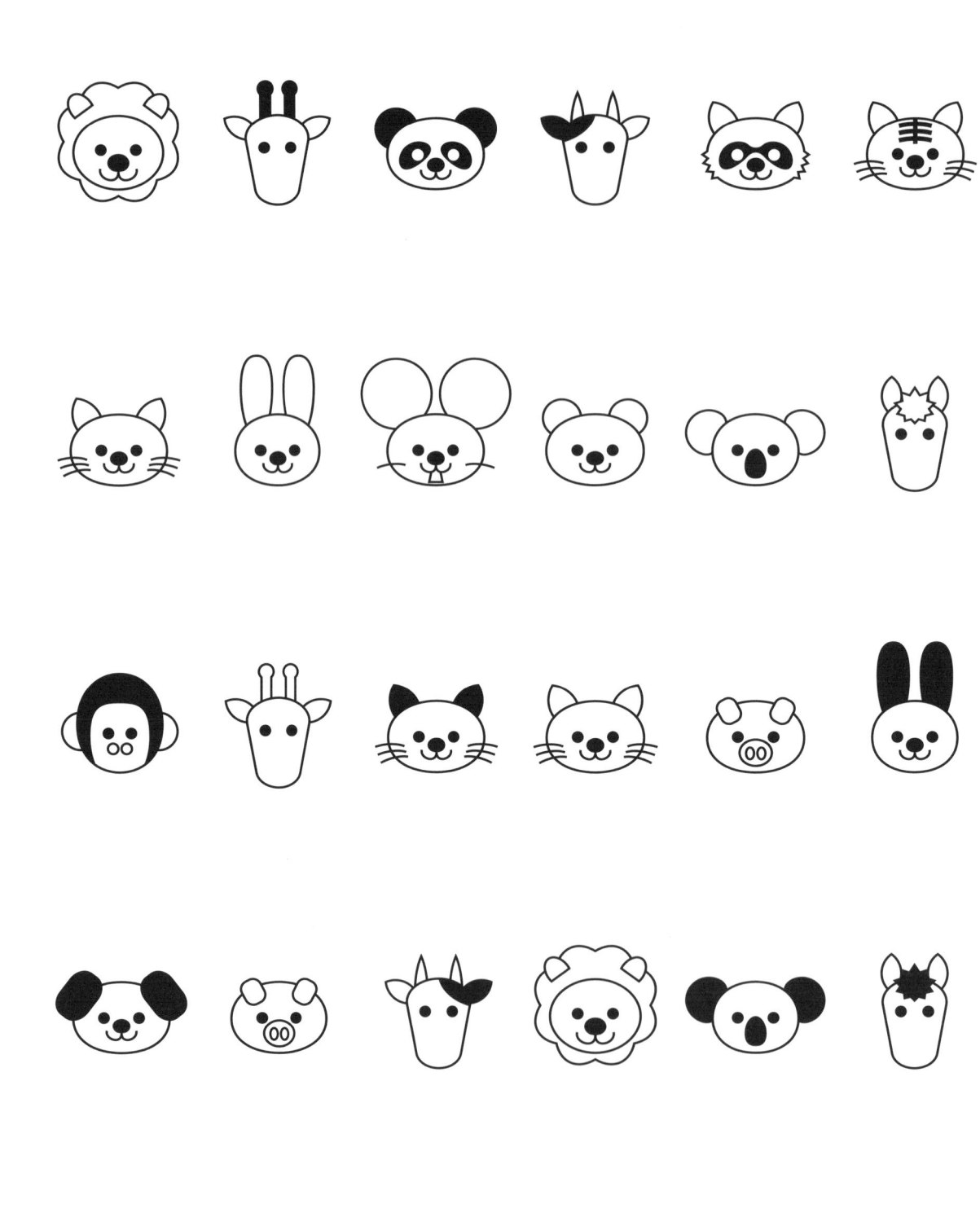

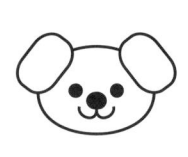

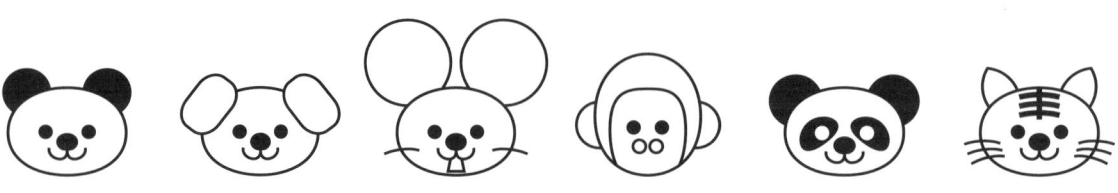

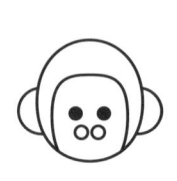

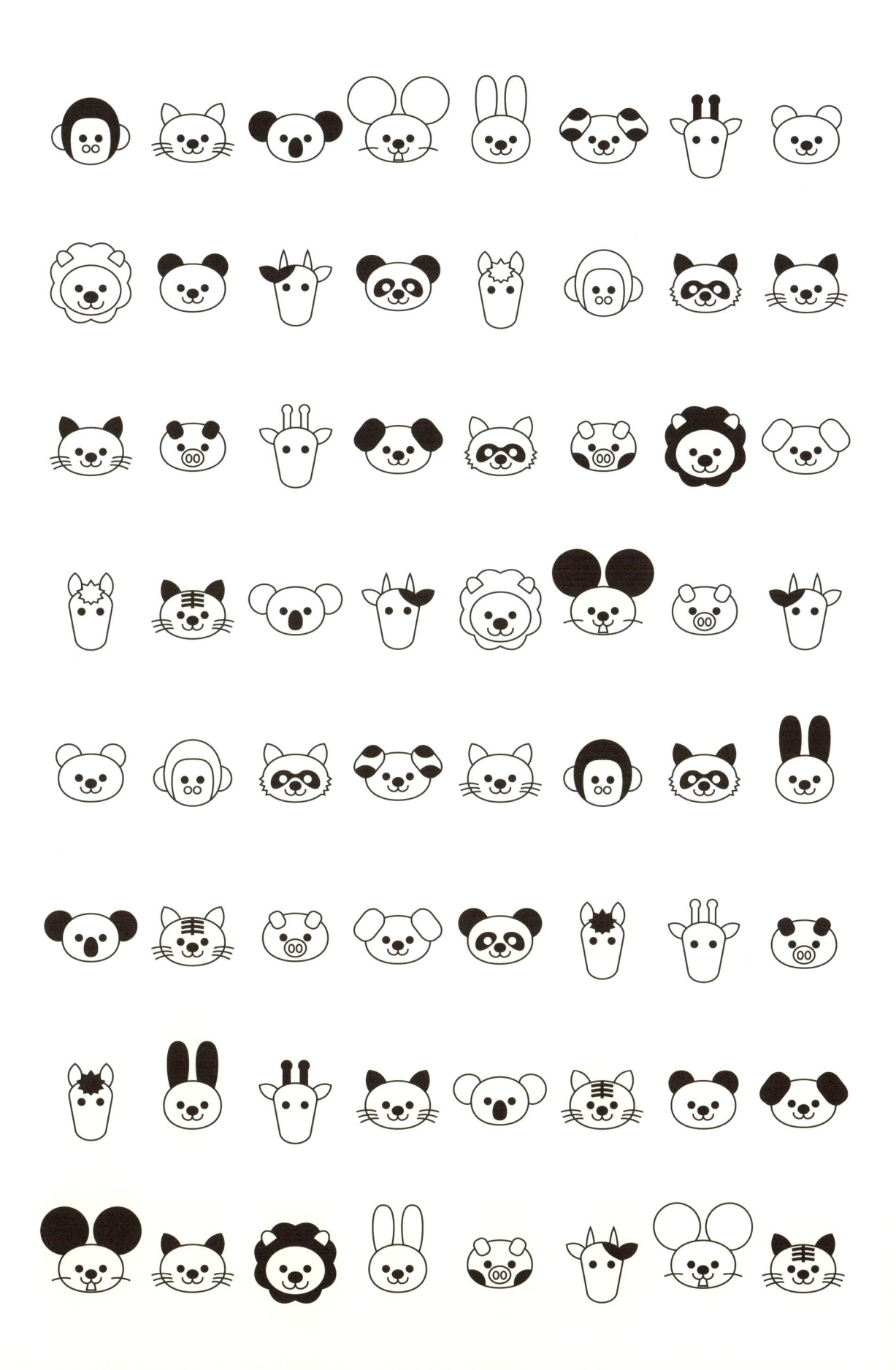

| 追従性眼球運動の | 跳躍性眼球運動の | 両眼のチームワー | 視空間認知の | ボディイメージの | **複合トレーニング** |
| トレーニング | トレーニング | クのトレーニング | トレーニング | トレーニング | |

# 23 記号を見つけよう
跳躍性眼球運動と視空間認知のトレーニング

> **やり方**

行を眼で追いながら，（指定した記号）に印をつけましょう
例　①▲に○をつけましょう
　　②○に△をつけましょう

> **留意点**

タテができたら，次はヨコにやってみましょう

> **応用編**

○と●と◎，▲と▶と▽など，同じ形の仲間をみつけましょう

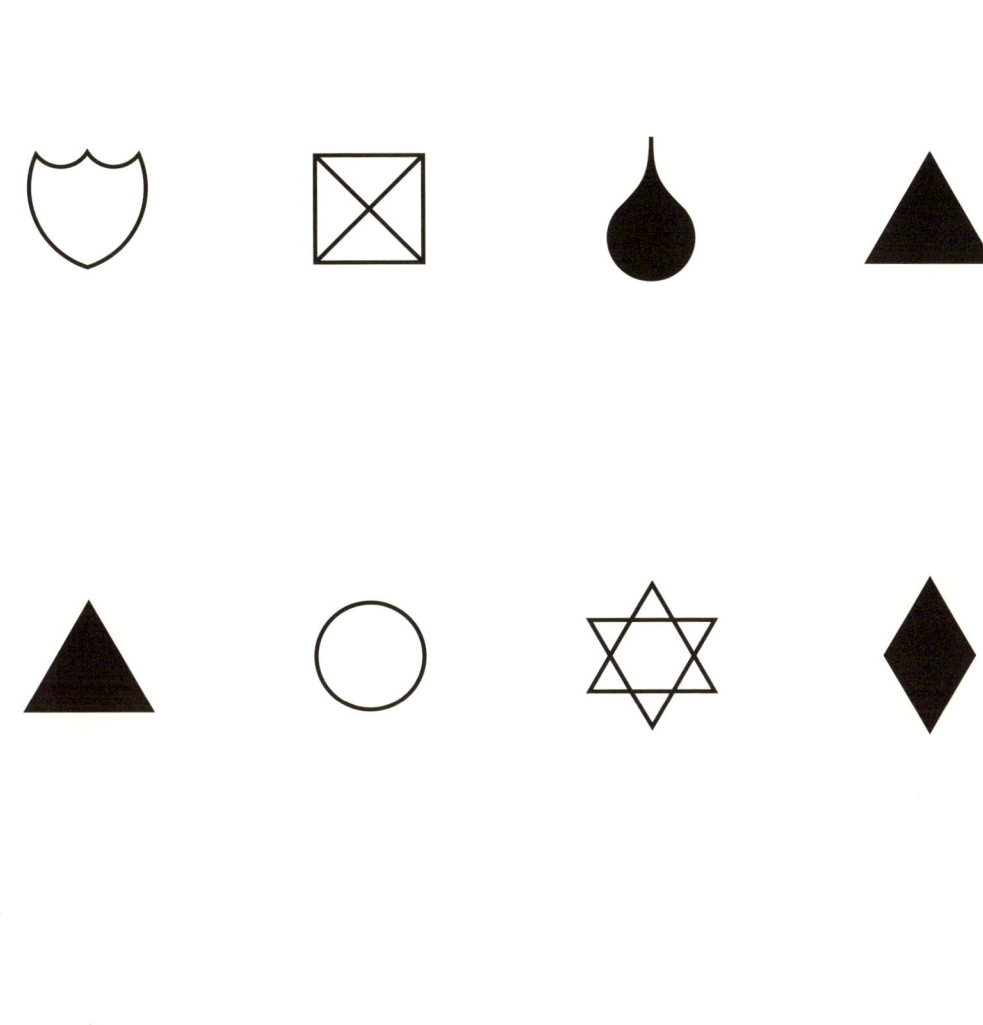

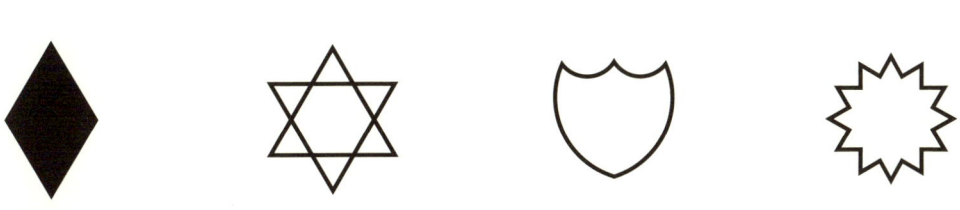

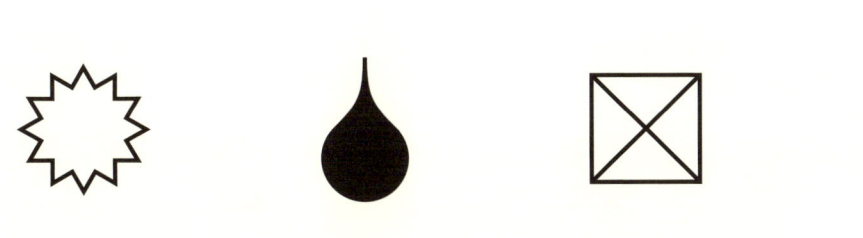

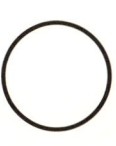

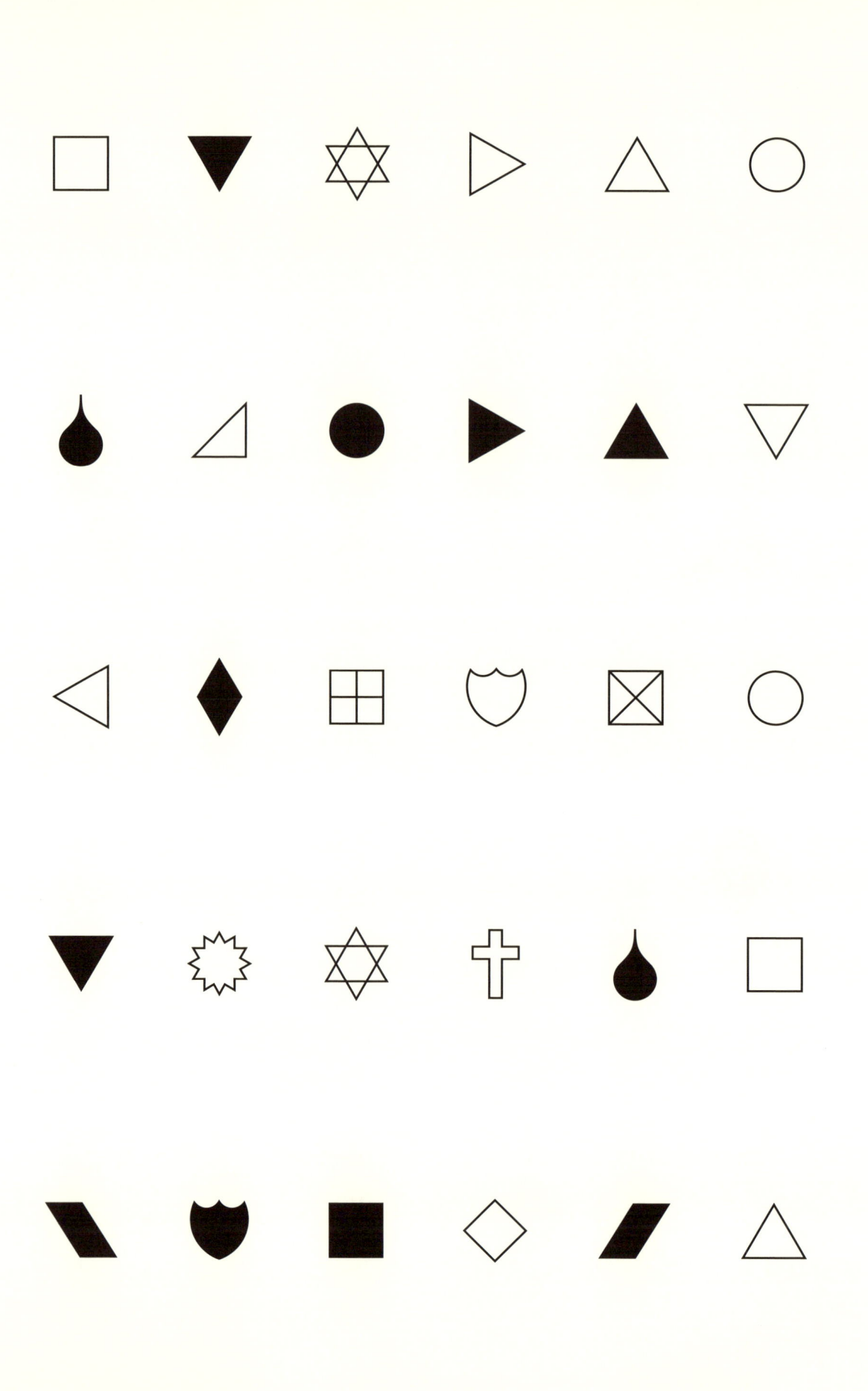

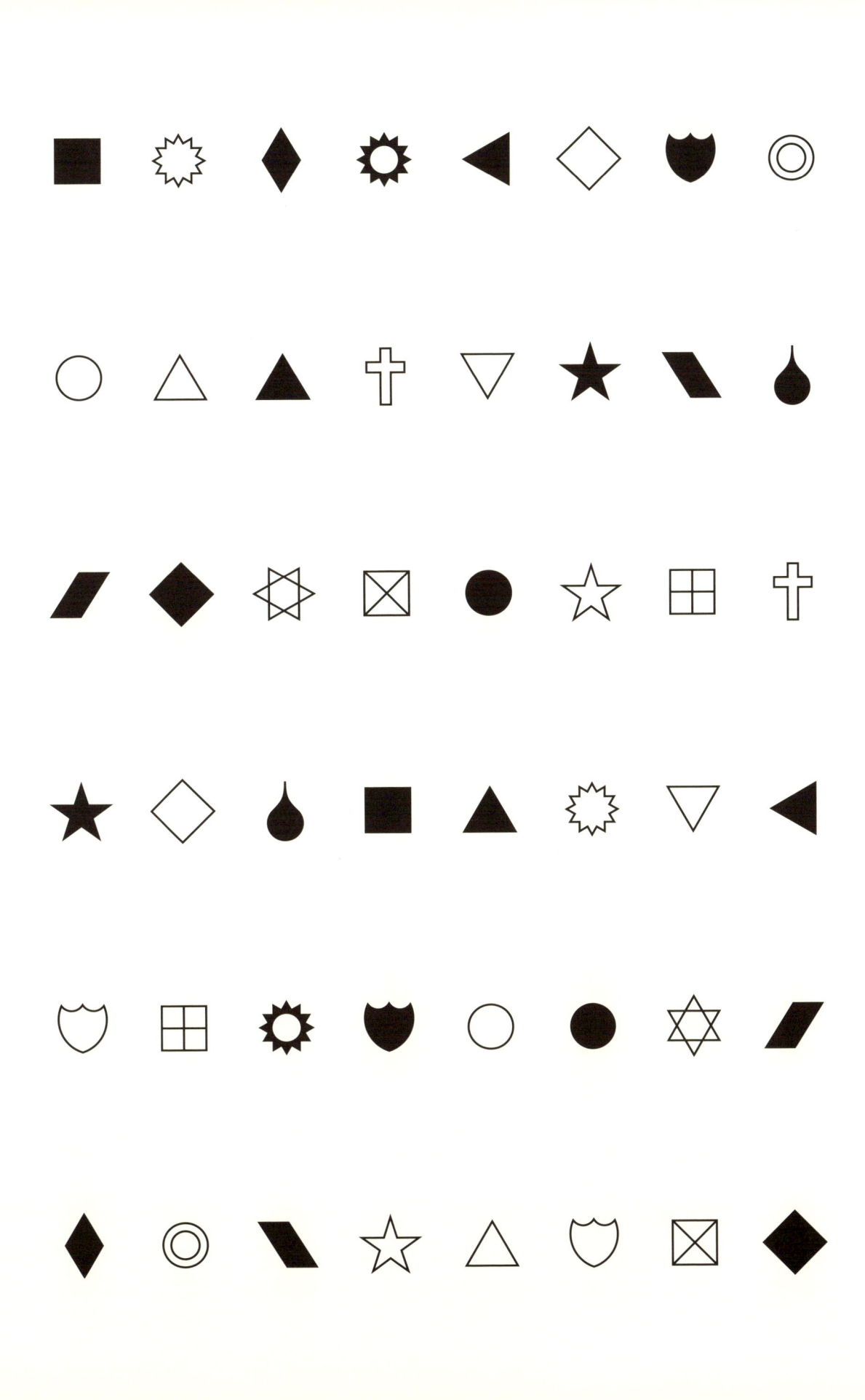

| 追従性眼球運動の<br>トレーニング | 跳躍性眼球運動の<br>トレーニング | 両眼のチームワークのトレーニング | 視空間認知の<br>トレーニング | ボディイメージの<br>トレーニング | **複合トレーニング** |
|---|---|---|---|---|---|

# 24 図形を見つけよう

跳躍性眼球運動と視空間認知のトレーニング

### やり方

行を眼で追いながら，（指定した図形）に印をつけましょう

例　①T に○をつけましょう

　　②♀に△をつけましょう

### 留意点

タテができたら，次はヨコにやってみましょう

### 応用編

♣と♥と♣など，同じ図形をみつけましょう

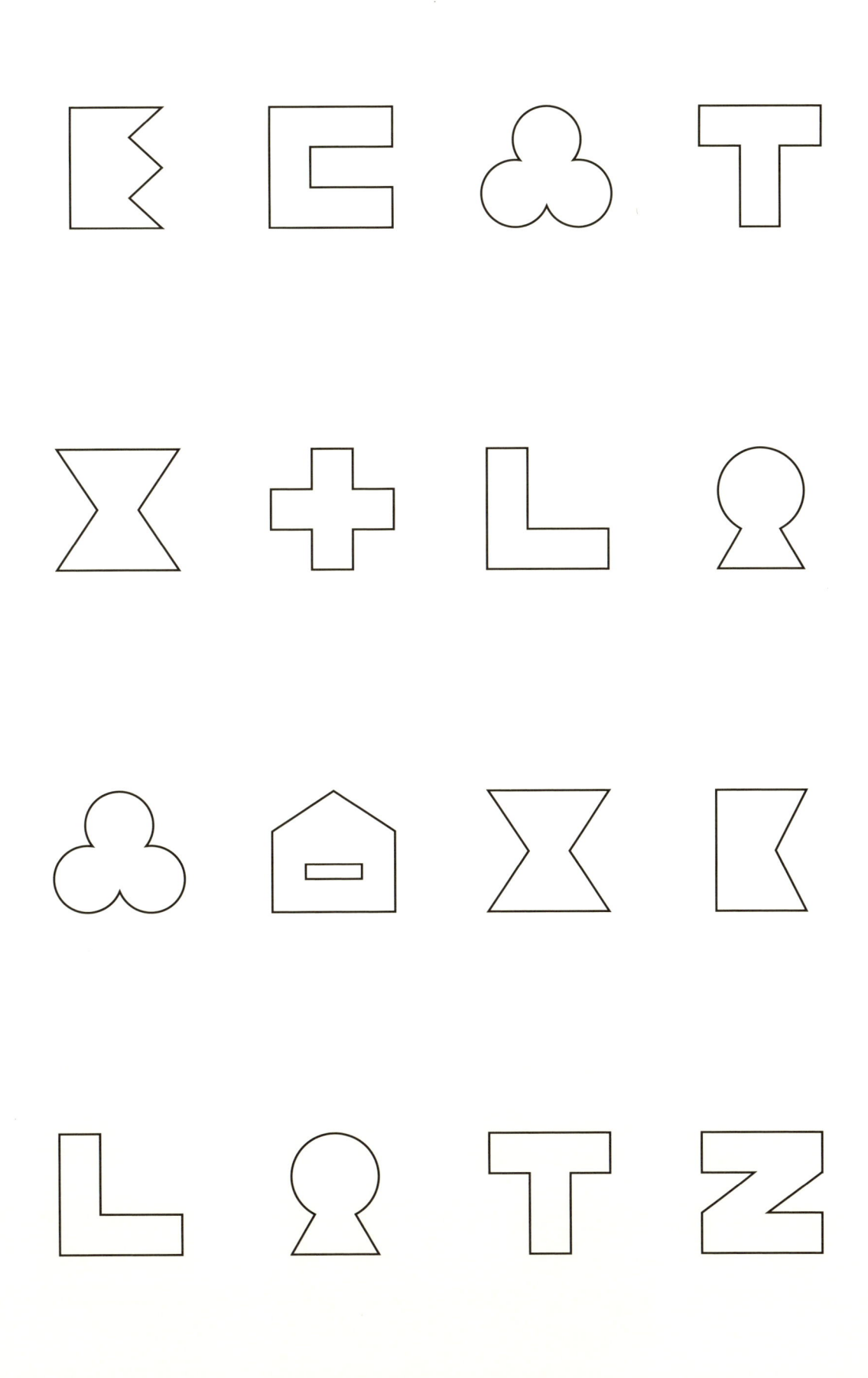

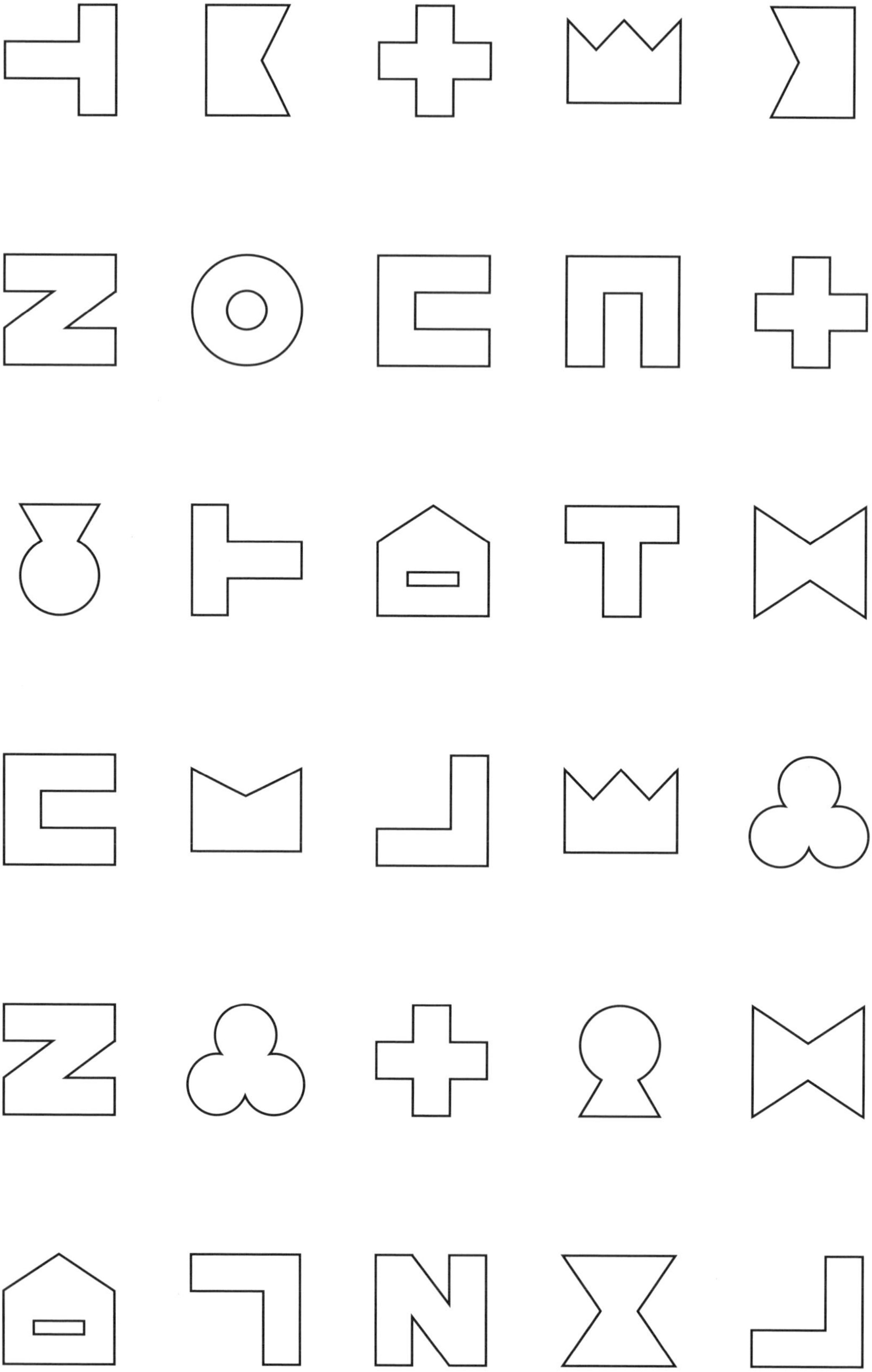

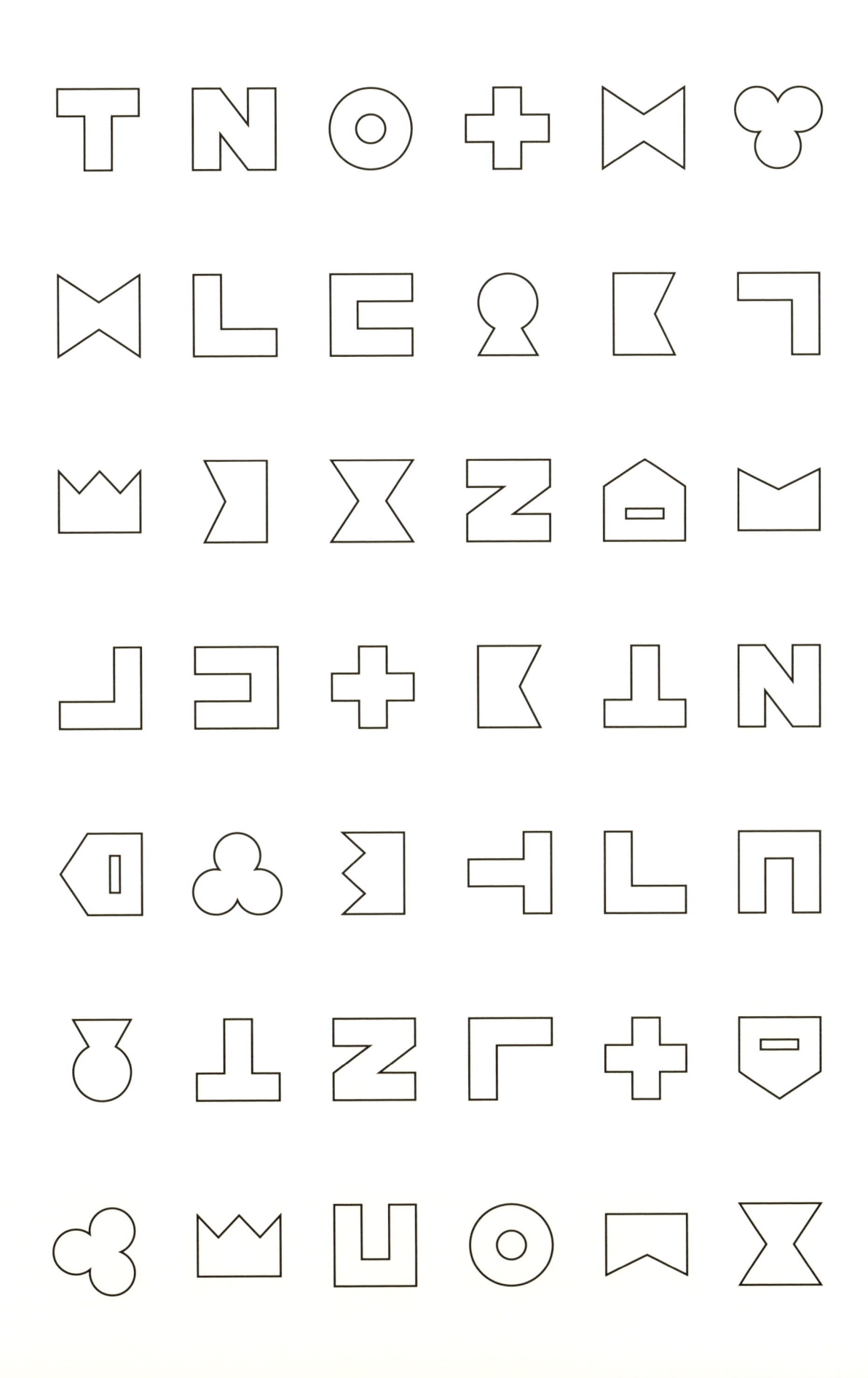

| 追従性眼球運動の<br>トレーニング | 跳躍性眼球運動の<br>トレーニング | 両眼のチームワークのトレーニング | 視空間認知の<br>トレーニング | ボディイメージの<br>トレーニング | **複合トレーニング** |

# 25 ビー玉ドライブ
追従性眼球運動とボディイメージのトレーニング

### やり方
両手で本を持ち、本の上に置いたビー玉が線路に沿って転がるように、微妙に本を傾けて操作しましょう

### 留意点
ビー玉がむずかしい場合は、おはじきやコインなど平たいものを、本の上で滑らせましょう

### 応用編
右に曲がるときは「右」、左に曲がるときは「左」と言いましょう

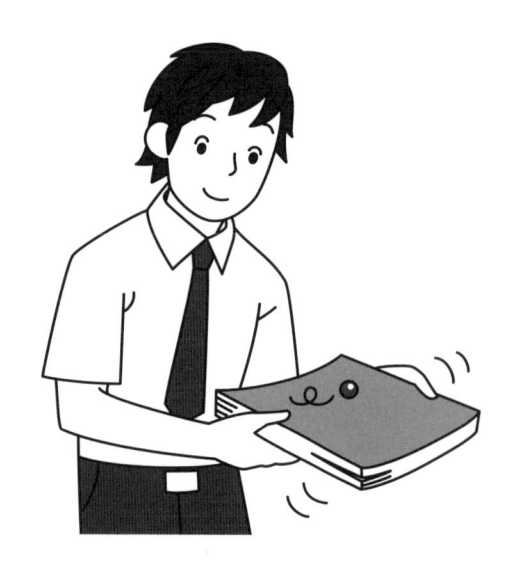

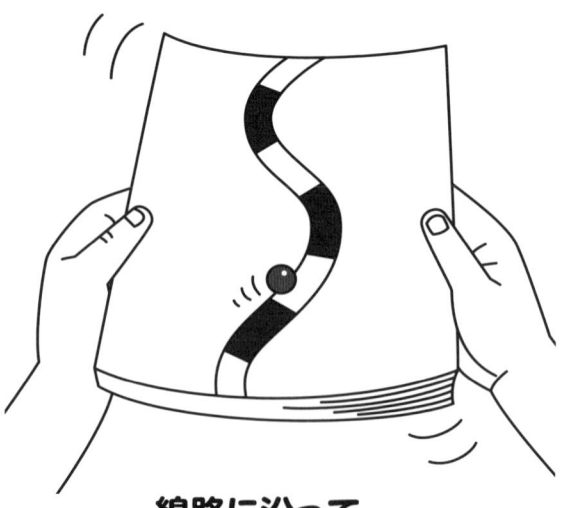

**線路に沿って
ビー玉を転がす**

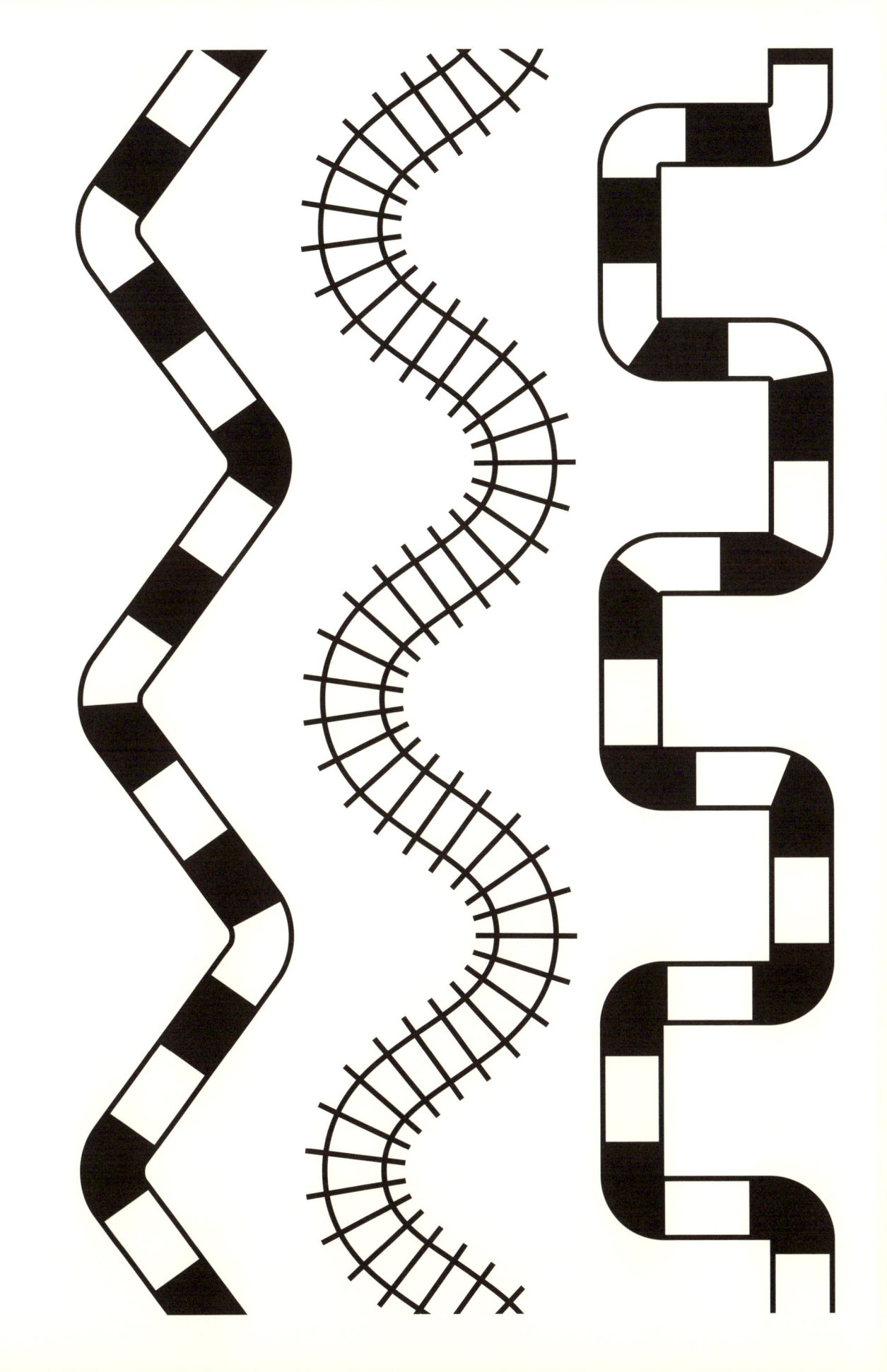

| 追従性眼球運動のトレーニング | 跳躍性眼球運動のトレーニング | 両眼のチームワークのトレーニング | 視空間認知のトレーニング | ボディイメージのトレーニング | **複合トレーニング** |

# 26 眼のジャンプ
跳躍性眼球運動とボディイメージのトレーニング

### やり方
頭を動かさずに眼で左右の視標を交互に見ながら、板から外れないようにまっすぐ歩きましょう
できるようなら、後ろ向きにも進んでみましょう

### 留意点
つま先とかかとがつくように、小さな歩幅で行いましょう

### 応用編
板を使ってクロスウォーク（P84参照）をしながら、眼のジャンプをしましょう

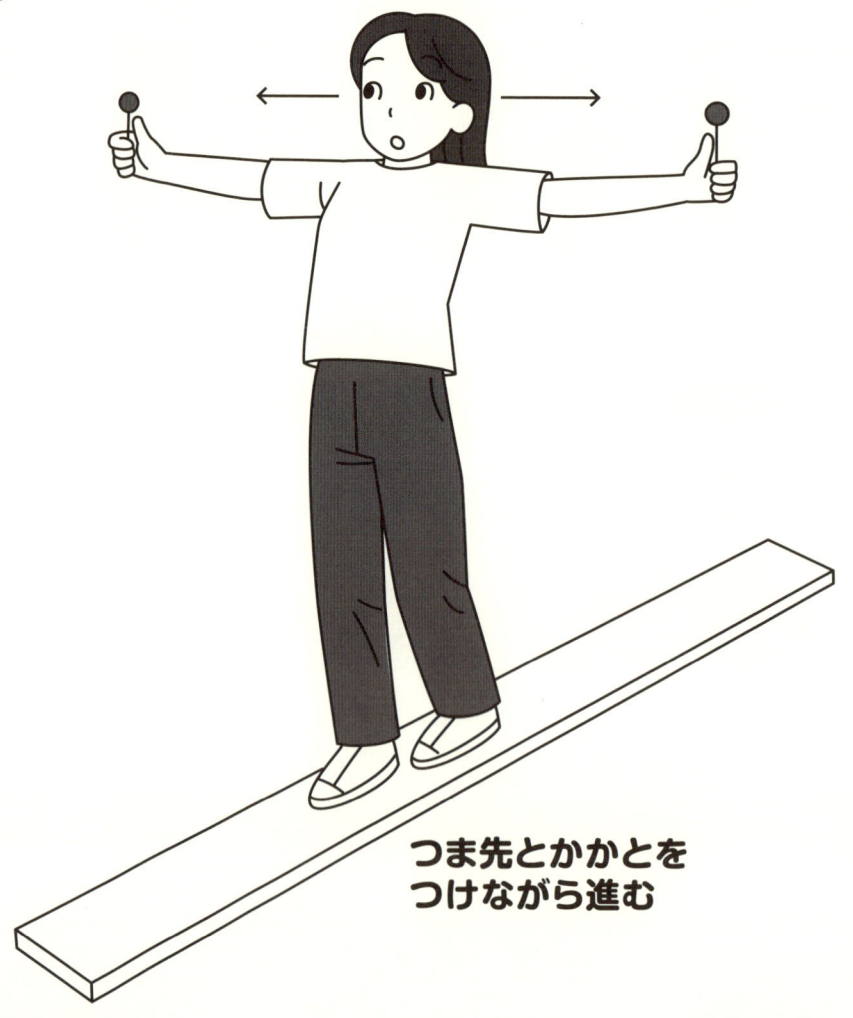

**つま先とかかとを
つけながら進む**

| 追従性眼球運動の<br>トレーニング | 跳躍性眼球運動の<br>トレーニング | 両眼のチームワー<br>クのトレーニング | 視空間認知の<br>トレーニング | ボディイメージの<br>トレーニング | **複合トレーニング** |

# 27 ボール&チャート
跳躍性眼球運動と両眼のチームワークのトレーニング

**やり方**
ボールに描かれた文字と，チャートの文字を交互に読みましょう

**留意点**
ボールは顔から30cm，チャートまでは3m以上離します

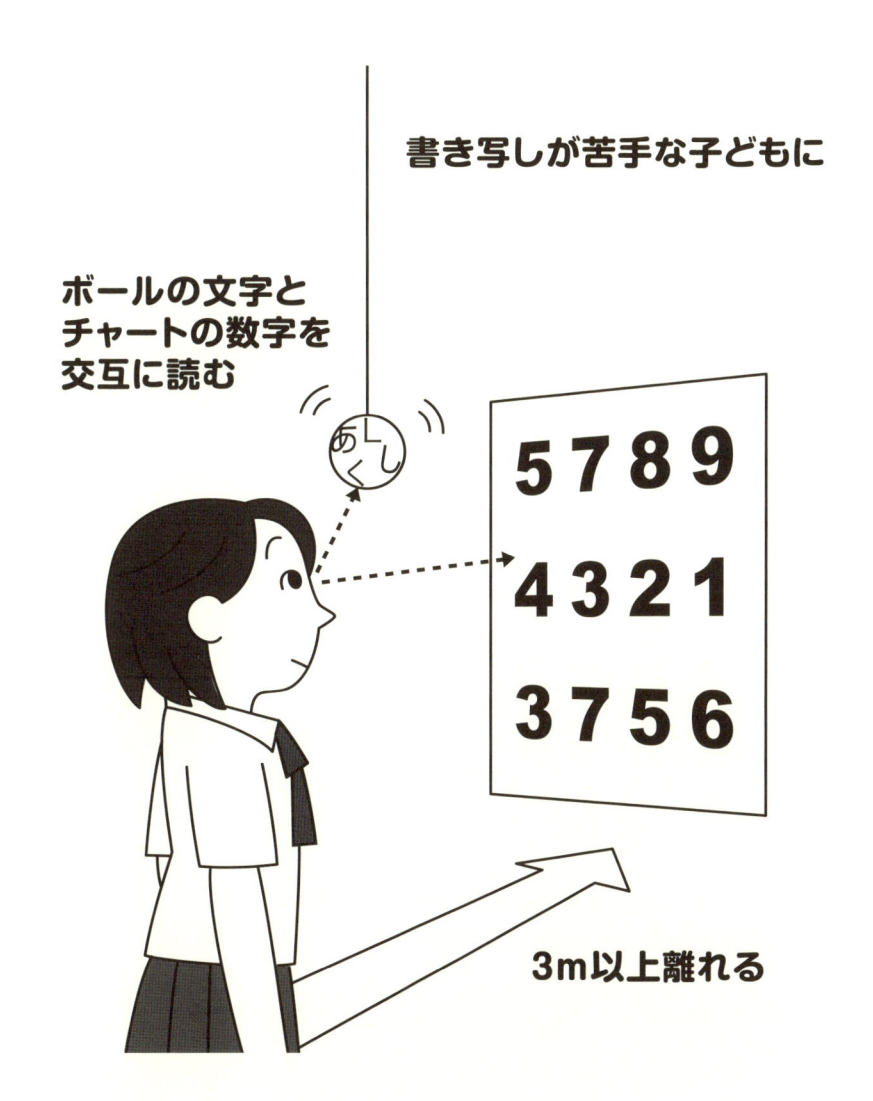

**書き写しが苦手な子どもに**

ボールの文字と
チャートの数字を
交互に読む

5 7 8 9
4 3 2 1
3 7 5 6

3m以上離れる

第3章 ▶ ビジョントレーニングに挑戦！

| 追従性眼球運動の<br>トレーニング | 跳躍性眼球運動の<br>トレーニング | 両眼のチームワー<br>クのトレーニング | 視空間認知の<br>トレーニング | ボディイメージの<br>トレーニング | **複合トレーニング** |

# 28 ボール&バット
追従性眼球運動とボディイメージのトレーニング

### やり方
バットの両端から約1/3の長さのところに,赤と青の印をつけます
指示された色の部分に,ボールを当てながら,文字を読みます

### 留意点
ビニールテープやリストバンドを使うと,簡単にバットに印がつけられます

### 応用編
バランスボードの上に乗って行いましょう
バットにつける印の数を増やして行いましょう

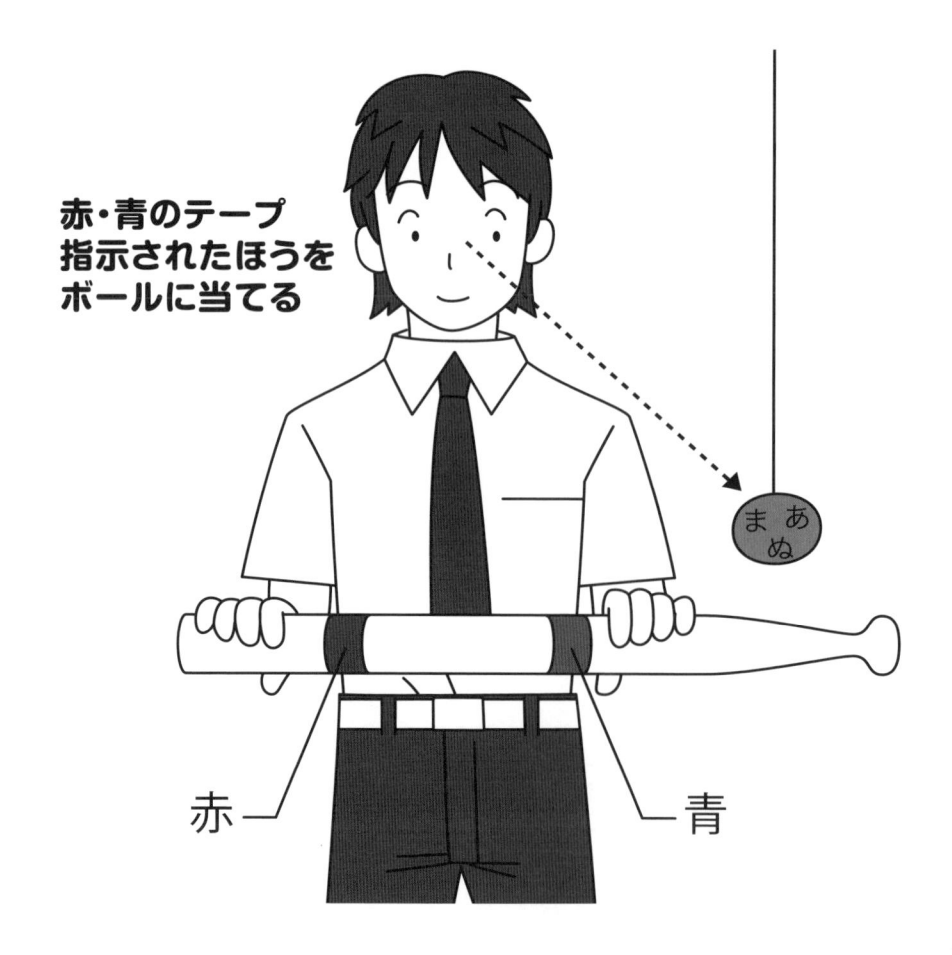

**赤・青のテープ**
**指示されたほうを**
**ボールに当てる**

赤 — 青

## トレーニングの最後に

　その日のビジョントレーニングが終わった後，イメージトレーニングを数分間やってみましょう。

　●リラックスして，いすにすわり，
　●深呼吸をして，
　●眼を閉じて，
　●ゆっくり呼吸をしながら，
　●自分が楽しいこと，うれしくなるようなことをしているところを想像しましょう。

　好きなことをやっているところ，旅行に行ったときのこと，将来のこと，過去にあったこと，テストでよい点をとれたところ……。まだ起こっていないことでもかまいません。現実的でないことでもかまいません。
　楽しいことが思いつかないという人は，何か楽しいことを思いつくように，トレーナーが言葉をかけて，誘導してあげてください。
　トレーナーも，楽しいことを一緒にイメージしてあげましょう。

　うれしい，楽しい，ワクワクして目標を達成している状態になって，その日のビジョントレーニングを終了するのが理想です。

## 視覚機能を調べる検査にはどのようなものがあるか ──

　子どもたちの視覚機能がどのような状態であるかを調べる検査には、さまざまなものがあります。そのなかから、学校現場でよく使われているもの、本書によく登場するものについて紹介します。

■近見視力検査
近くのものがどのくらいはっきり見えているかを調べる検査。30cm～40cmの距離での視力を調べる。近くをはっきり見るためには調節力、ピント合わせの力が正常に働いている必要がある。

■遠見視力検査
遠くのものがどのくらいはっきり見えているか調べる検査。ほとんどの場合は5mで行われる。いわゆる通常の視力検査。

■近見数字視写検査
近くの距離で眼を動かして写す力を調べる。お手本（数字表）とシート（何も書いていないマスの表）を机の上に隣り合わせにならべ、お手本を見てシートに数字を写し、時間、エラーなどを測定する。

■遠見数字視写検査
遠くと近くを交互に見て写す力を調べる。3m先にお手本（数字表）を掲示し、それを見て机の上のシート（何も書いていないマスの表）に数字を写し、時間、エラーなどを測定する。近見数字視写検査と遠見数字視写検査は、どちらも大阪医大LDセンターの奥村智人先生が開発。

■DTVP
Developmental Test of Visual Perception。視空間認知能力、視覚運動能力を調べる米国の検査。

■フロスティッグ視知覚発達検査
上記のDTVPの日本版。視空間認知能力、視覚運動能力を調べる検査。

■DEM
Developmental Eye Movement Test。数字表を読んでもらい、眼球運動能力を調べる米国の検査。米国では標準化されている。

■MVPT
Moter-Free Visual Perception Test。視空間認知能力を調べる米国の検査。

■知能検査
WISCやK-ABCなどの個別知能検査には、空間把握能力や目と手の協応を必要とする課題が含まれていて、視覚機能に問題がある子どもの場合、これらの課題の得点も低くなる。

# 第4章

## 教育現場での実践例

ビジョントレーニングを学び,学校現場で子どもたちの指導に取り入れてくださっている先生方の実践を紹介します。事例については,学校や保護者の承諾を得たり,個人が特定されない形にして掲載しています。

# 小学生へのトレーニングの事例
～ 通常学級でできるビジョントレーニング ～

井阪幸恵

## ◆ 通常学級の子どもたち

　通常学級の中にも，個別の支援を受けるかどうかのボーダー上の子がいて，こういった子どもは自尊感情が低くなりがちである。

　国語の時間，音読ではたどたどしい読み方になったり読み飛ばしや読み間違えが多かったりする。漢字テストは間違いが多く，練習の段階でもしっかりと見ているにもかかわらず全然違う字になってしまう。算数では図形の単元で苦手さをもつ場合が多い。また，計算の力があるのに筆算になると見間違えてミスをする。このような苦手さをもつ子は，体の動きも悪いことが多い。

　努力だけではどうにもならず自分に悲しくなり，やる気を失うこともある。何の苦労もなく取り組む周囲の子どもたちの目が気になって，ときには学校を休みたくなることもある。担任は，あたたかいクラスづくりや個別指導など精一杯がんばるが，そのような子どもの状況をなかなか改善できない。

　通常学級ではこういった子どもたちが特別扱いにならない，学級全体での取組みが必要になる。音韻認識，知的能力など，個人により学習のつまずきの原因はさまざまだが，視空間認知を改善したり集中力をつけたりすることは，すべての子どもたちが，もっと楽しく学習できることにつながるのではないかと考えた。そこで，クラス全体で，次の取組みを行った。

## ◆ 学級での取組み

### (1)補助グリップの使用

　低学年では，鉛筆に補助グリップをつけ，正しい持ち方を意識させた。とくに柔らかい素材のものを選び，指先の力をつけさせた。

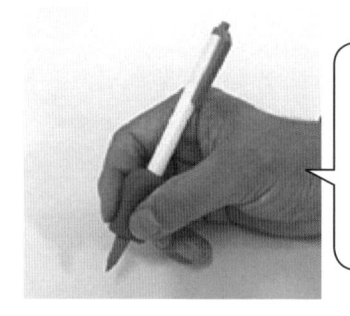

> この補助グリップは柔らかく指への負担が少ない。使ううちに筆圧も強くなってくる。

### (2)朝の会でビジョントレーニング

　朝の会で，保健係が「1，2，…10」と号令をかけて眼の跳躍運動を左右・上下・斜めの動きで行う。次に2人ペアになり，指で大きく円を描いて眼で追う追従運動を行い，最後に寄り眼の練習をして両眼のチームワークのトレーニングも行う（約3分程度でできる）。

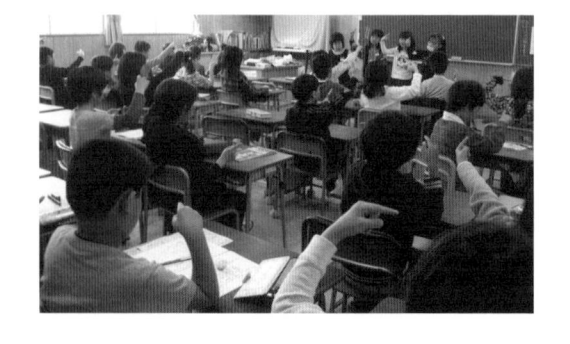

### (3) 体育の時間にビジョントレーニング

体育の時間は感覚運動を多く取り入れ，その1つとして「まねっこ遊び」も取り入れた。

みんなの前で担任が行ったポーズをまねる運動を行う。中学年になれば自分たちで工夫できるようになるので，交代で子どもたちが前で見本を示すこともできる。雨の日には教室で行うこともできる。

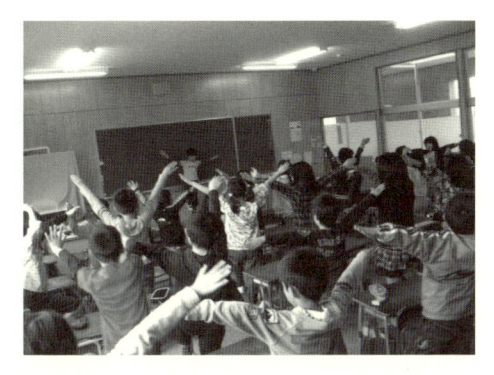

### (4) 休み時間にビジョントレーニング

晴れた日は運動能力を高めるため，できるだけ外遊びをするよう指導し，また，雨の日には，「点つなぎ」や「迷路」のプリント，「テングラム」「シェイプ・バイ・シェイプ」などで遊びの中に視空間認知トレーニングを取り入れた。「テングラム」「シェイプ・バイ・シェイプ」は，仲よく数人で取り組むことが多い。

## ◆ 結果

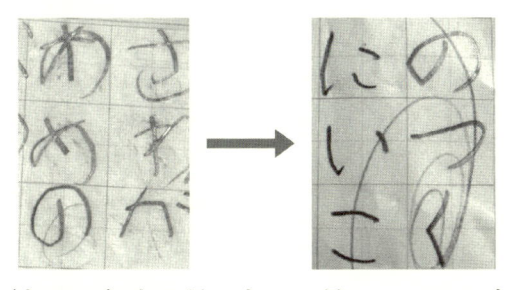

（左は1年生5月，右は1月のノートの字。筆圧が出て形の取り方がとてもよくなった。）

## 2年生の事例から

### 漢字の形をとらえにくいAさん

眼の追従運動をするたびに痛がっていたが，3学期には筆圧が増し漢字も正しく書けるようになった。板書の書き写しは時間がかかるものの，速くなり時間内に書ける量も増えた。

### マスの中に字が入らなかったBさん

2学期にはマスに入る小さい字を書けるようになり，苦手な漢字については小テストで100点を取るようになった。

### 筆算になると混乱するCさん

5月に学習したときには，筆算をマス目のある特別な用紙を使って学習していたが，10月にはみんなと一緒に算数ノートで間違えることなく解くことができるようになった。

いずれの児童も，明るく大きな声で発言できるようになり，楽しく毎日を過ごせるようになった。

## ◆ 通常学級での取組みを通して

朝の会で行うビジョントレーニングは，集中的なトレーニングのような即効性はないものの，毎日続けることで10月頃にははっきりと効果が出た。また，朝に行うことで脳の活性化にもつながり，「朝の読書」をした後のように，その後の授業に集中できた。このような効果はどの学年でも期待できる。

ビジョントレーニングは遊びのように楽しんで取り組める。みんなで取り組むことで楽しみや達成感を共有することができるため，仲の良いクラス作りにも役立った。なにより，学習に苦手さをもつ子どもたちが自信を得て，笑顔が増えたことは最大の喜びである。

# 小学生へのトレーニングの事例
～ 個別の課題に応じたトレーニング ～

梅田英子

### ◆ 読みの困難があるA君

　A君は通常学級に在籍する高学年の男児。全般的な学習不振ということで筆者に相談があった。文章を読みたがらず，読んでもらうと一所懸命に指で文字をたどたどしく追っているので，文章はもちろん，単語を意味としてとらえられていないような印象であった。また，ボディイメージも困難なようであった。

　眼球運動のチェック（26ページ）をしたところ，追従性・跳躍性ともに眼がほとんど動かない状態であった。眼球運動をスムーズにすることでできることを増やし，自分に自信をもつことを目標に，在籍校において，週に1回3時間，2ヵ月間の指導時間で次のようなことを行った。

### ◆ トレーニングと環境調整の内容

①ウォーミングアップとして，眼球運動のトレーニングを毎回必ず行った。
②矢印体操（前作109ページ）。黒板に右左を書いたうえで，「右」「前」などのかけ声にあわせてジャンプしたり，それぞれのカードに書かれた矢印にあわせてジャンプしたり，本人のできるレベルに合わせて行った。
③まねっこ体操（前作116ページ）。初めから紙を見てというのは困難だったので，指導者が前に立ったり横に立ったりしながら1ポーズで行い，慣れてきたところで，少しずつ数を増やした。
④線なぞり（前作58ページ）を，毎回黒板いっぱい使って書くことをした。
⑤そのほか，2本の鉛筆の先端と先端を合わせる，落ちてくるティッシュペーパーをお箸でキャッチする，机やイスでアスレチックをつくりそこをくぐったりする，など楽しみながら行った。
⑥短期記憶は弱かったが，一度記憶したものはよく覚えていたので，授業の進度にあわせて数題の計算問題を毎回行った。
⑦表出言語数が少なかったので，本人が気に入った単語ゲームを毎回行った。
⑧国語の教科書については，長文は漢字にふりがなをつけ，分かち書きをし，一行の終わりで単語が切れるようにし，彼専用の教科書をつくった。字の大きさ，字体，行間の広さなどは本人と話し合って決めた。

### ◆ A君の指導の結果

　指導開始1ヵ月で，追従性ではまだちょっと遅れることがあるものの，両眼のチームワークはスムーズになった。また，専用の教科書を使えば，指で追わなくても音読ができるようになった。初めて「物語を読む」ことができて自信がついたのか，音読をいやがらなくなった。また，計算問題も毎回少しずつ積み重ねていくことで記憶が確かなものとな

り，間違えることがほとんどなくなった。

　始めて2ヵ月時に実施されたテストでは，国語，算数とも100点満点を取ることができた。自分もふくめ，周囲が大喜びをしてくれたことも，一層の自信回復になったと思う。

　ボディイメージについては，背面の触れられた場所をあてることができる，自分の前後左右がわかるようになるなどの効果はあったが，模倣の困難さ，バランスなどにはまだまだ課題が残った。

## ◆ 整理整頓の苦手なB君

　B君は通常学級に在籍する中学年の男児。机の周りが常に散らかっていて，注意をしてもなかなか整理整頓ができないということで相談があった。WISC-Ⅲの検査では符号，記号に落ち込みがみられた。

　眼球運動のチェック（26ページ）を行ったところ，追従性，跳躍性，両眼のチームワークのいずれもスムーズではなく，顔が動く，視線がはずれてしまう，片眼だけ見当違いのところを見てしまうなどの様子がみられた。

　トレーニングは，在籍校での巡回指導の中で週に1度，中休みの15分程度，期間は3ヵ月間行った。

## ◆ トレーニングの内容

①ウォーミングアップとして，眼球運動のトレーニングを行った。本人が楽しめるよう毎回違うキャラクターを視標につけた。眼がはずれたときには，「見てね」と言って，見ることを意識させるようにした。
②文字探し（前作70ページ）。数字，ひらがな，カタカナなど，探すものは毎回変えた。また，場所も，机の上，ホワイトボード，床など，できるだけ体全体を使って行うように心がけた。
③おはじき数え。机の上に散らばったおはじきを，どちらが速く正しく数えられるかを勝負する。

　また，2つの固まりに分け，どちらが多いか見当をつける練習も行う。いろいろなパターンでできるので飽きずに楽しめた。
④そのほか，2枚のカードの左右の記号や数字，文字が同じかどうかをはやく答えるゲームや，「ウォーリーを探せ」のようなたくさんの中から1つのものを見つけるゲームを考え，眼を使うことを楽しめるようにした。
⑤集中の困難があったので，1つのものをじっと見る，パッと見た記号や字，数字などを書いていく練習や，指導者が言ったものをひたすら書きとる練習も行った。

## ◆ B君の指導の結果

　家庭でも眼球運動のトレーニングを実践してもらったところ，始めて3～4回目くらいで，両眼を寄せることがほぼできるようになった。6～7回目には追従性・跳躍性もはずれることが少なくなり，2ヵ月経つ頃には，ほとんど違和感がないまでに動かせるようになった。

　始めて2ヵ月では，机の上から落ちそうになったものを手で「ハッ」と止められるようになり，落ちたものも拾えるようになった。また，指導終了時には，注意をしなくても，机の周りに何も落ちていない状況になった。その状況は，現在でも続いているようだ。

# 小学生へのトレーニングの事例
## ～ 自閉症・情緒障害特別支援学級での事例 ～

森田美智子

### ◆ 共通の苦手さをもった子どもたち

　本学級には1年生から5年生までのPDDやADHDなどの発達障害の子どもたちが在籍しており，学習場面において以下のような共通した苦手さや困難さが認められた。
①行飛ばしや勝手読みがあり，形の似ている文字や同音異義語の区別がむずかしい。
②字形が整いにくく，板書に時間がかかる。
③学習した漢字が定着しにくい。
④左右上下等の空間的な認知の弱さがある。
⑤手先が不器用で，粗大運動が苦手。。

　WISC-Ⅲのアセスメントからも「符号」で頭が何度も動く，「積木」や「組合せ」が低得点などの傾向が認められたことから，眼球運動や分解⇔再構成の弱さをもつ子どもが多いのではないかと考えた。そこで，国語の授業にビジョントレーニングを取り入れて指導を継続してみることにした。

### ◆ 具体的な指導について（国語の授業）

#### 1　ウォーミングアップメニューとして

チャイムと同時に開始（約5分間）
○眼球運動トレーニング（本書）
○視覚発達支援ドリルシリーズ等
（大阪医科大学LDセンター，アットスクール教育研究部共同開発，開発総指揮 奥村智人，監修 竹田契一，川端秀仁「目と手を連動するチカラを鍛える。『ぐるぐる迷路』」他）

#### 2　新出漢字の学習場面で
(1)イラスト入りの練習プリントを使って

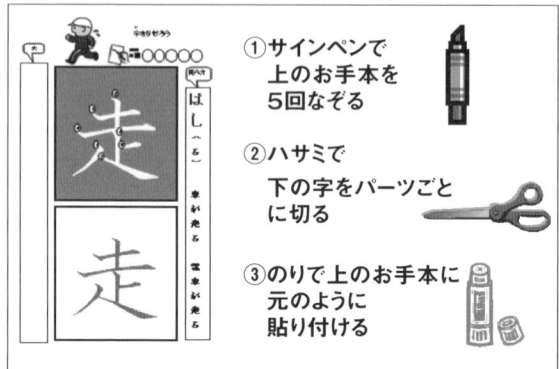

①サインペンで上のお手本を5回なぞる
②ハサミで下の字をパーツごとに切る
③のりで上のお手本に元のように貼り付ける

パーツごとに切って再度貼り付けて完成させる（分解⇔再構成を意識させる）。

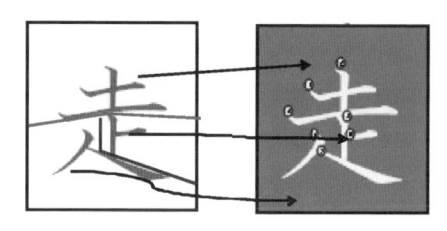

「土」と「卜」と「人」に分解できることを伝える（分解の仕方を教える）。

(2)ジオボードを使って漢字を作る

①パーツを意識しながら作る
① お手本を見ながら
② お手本なしで
③ プリントの裏に1回大きく書いて終了！

**土**の下で**トッ**と**人**が走る

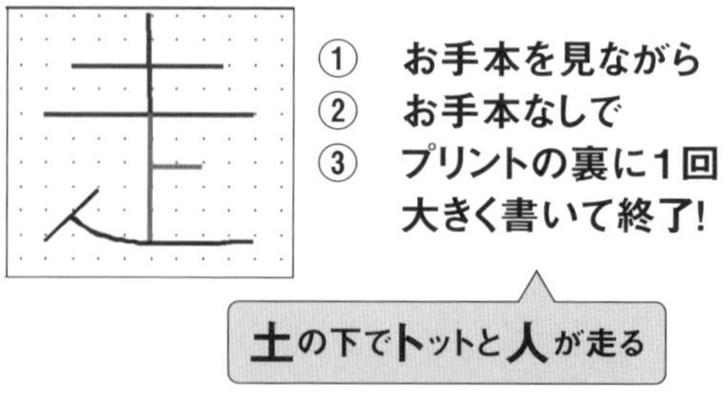

覚えやすいように言葉遊びの感覚で伝える。

②違いを意識しながら作る

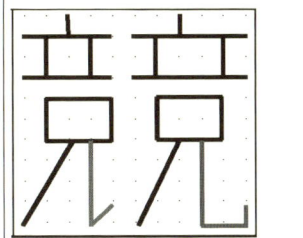

*よく見て　書こう
↓
*よく見て　作ろう

③意味を理解しながら作る

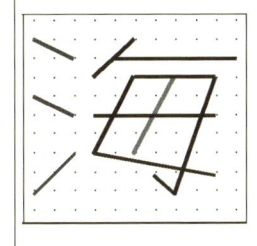

同じパーツの漢字があるかな?

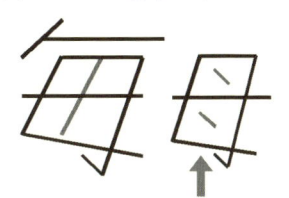

似ているけど ちがうね。お母さんには
**おっぱいがあるから 点 点**だよ。

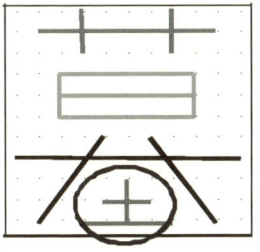

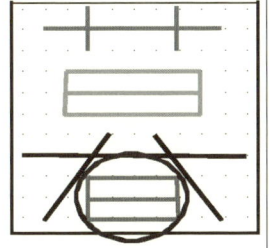

お墓は土の下　　お日さまがしずむから

パーツと意味が関連していることを伝える。

④パーツと音の関係を意識しながら作る

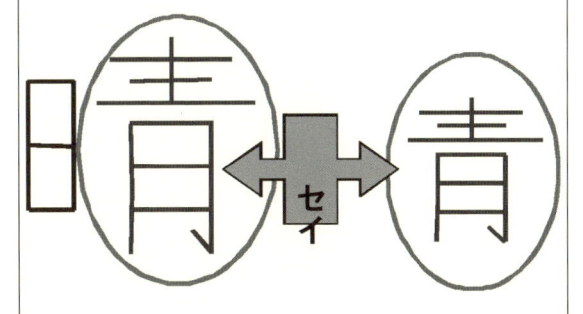

セイ

同じパーツがあると音読みも同じ場合が多いことを、そのつど情報として伝える。

### ◆ 指導を通してみえてきたこと

1　文字学習を始めたばかりの低学年の子どもたちにとっては，カタカナや画数の少ない漢字学習では，5×5のジオボードの方が扱いやすい。

2　5×5のジオボードで，漢字の部首作りを練習しておくのがより効果的である。

3　高学年でも11×11のジオボードがむずかしい場合は，5×5のボードを複数組み合わせて使うことで，教師が見本を提示しなくても，短期間で作れるようになった。

4　このステップを入れることで，11×11のボードでバランスよく漢字を作れるようになり，それとともに，保護者や周りの友だちから認められるほど字形の整った文字が書けるようになった。

5　たくさん書いて覚えるという学習スタイルが苦手な子どもにとって，このプリントとジオボードを使いながら，「パーツ」「違い」「意味」「音」を意識させて学習を継続していくことで，定着率が上がり，漢字テストの成績が向上した。

### ◆ まとめ

プリントの文字をなぞって書くだけでなく，切ったり貼ったり，ジオボードで漢字を作ったりすることは，一見，効率が悪そうにみえるが，時間がかかるからこそたくさんの情報を入れることができ，子どもたちの発見やつぶやきに教師が寄り添い共感することもできる良さがある。「楽しく学習を続けること」が「わかる」「できる」の第一歩であると考えている。

第4章　教育現場での実践例

# 中学生へのトレーニングの事例
～ 抵抗感をへらす文字の指導 ～

梅田多津子

### ◆ 漢字が書けないCさん

　小学生時，学習障害ではないかといわれた生徒の事例です。

　中学校へ入学してきた段階で，Cさんは漢字で自分の名前を書くことができませんでした。保護者からは，生活に必要な漢字を読めたり書けたりできるようにしてほしいとの要望を受けました。そこで，漢字を部分に分解し，それぞれの部分の意味を学習して，粘土で漢字を作る学習を行いました。週に2回の通級でしたので，個別学習の時間（2時間）に漢字練習をしました。

### ◆ 粘土を使った漢字学習

　粘土は，手にべたつかず，色も白で扱いやすい，超軽量粘土（「天使のねんど」CEC中部電磁器工業株式会社）を使いました。さわった感触がさらっとしているので，Cさんも抵抗なく扱うことができました。

　生徒が覚えたい漢字や自分の名前の漢字1文字を選び，『常用字解』（白川静，平凡社）で漢字の意味を調べました。

　それから漢字を一画ごとに作っていき，一晩乾かしてから，選んだ色画用紙に，漢字のパーツをのせて，のりで貼りました。それからポスターカラーで色つけをしました。1つの漢字が出来上がるまでに3時間程度かかりました。その後は，自分の覚えたい文字を取り上げて，いくつも作品を作りました。生徒は，この学習がとても楽しかったと言っていました。家庭からも，楽しく取り組んでいるようだとの話を聞きました。

　この学習をきっかけに，Cさんの漢字に対する抵抗感が少なくなったように思いました。その後も，好きなゲームの主人公たちの名前から漢字を選んで作っていきました。

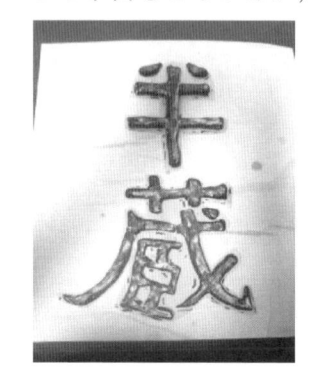

　現在，Cさんは高校へ進学し，級友と楽しく学生生活を送っているようです。

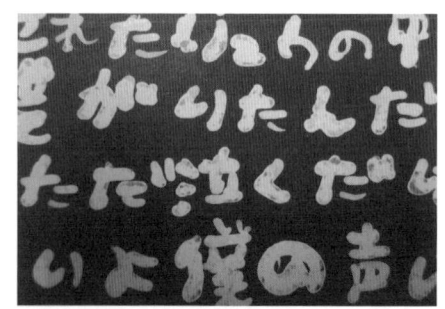

Cさんの書いた詩。気持ちを表す言葉を的確に選んでいることがわかる。

### ◆ 通級でのビジョントレーニング

　学習障害がどうかわからないけれども，漢字が覚えられなかったり，ノートを取るのが苦手だったりする生徒については，視覚能力

のアセスメントを行います。対面法，近見・遠見数字視写検査，DEM，眼と手の協応課題を行います。その結果をもとに，個別の学習などで生徒の状態に応じて指導をします。

　文字の指導では，粘土を扱うと時間がかかるので，現在は同僚の鈴木博詞先生に作ってもらったジオボードを使ったりして学習しています。色ゴムを使い，漢字の部分ごとに色を変えて作ったりして楽しんでいます。

　また，大きなボードの上に作った迷路でビー玉を順番に転がすゲームや，2つのビー玉をいっぺんに転がすゲームを休み時間などに楽しんでいます。

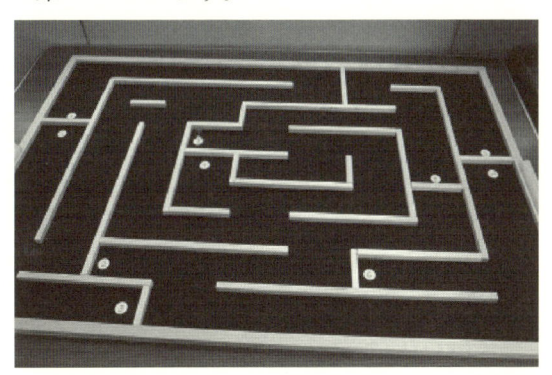

### ◆ 現在行っているさまざまな文字の指導

①今年の漢字……年間を振り返って印象に残った出来事などを小さな色紙に漢字一文字で書き表します。

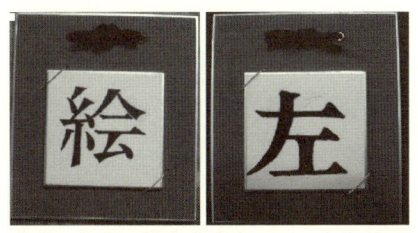

中学1年まで鏡文字を書いていた生徒の作品。いまでも書字の困難はあるが，絵がずばぬけて上手で，絵を描くように見本をみないで漢字を書きました。

②刺しゅう……制作の時間に，フェルト地に好きなアルファベットを羊毛で刺しゅうして，作品を作ったりしています。

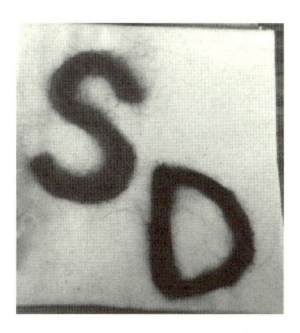

③粘土……粘土を使って，自分の好きな漢字を作ります。

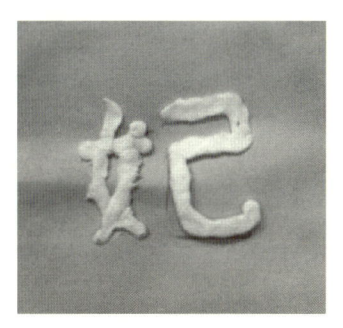

④スリット……授業では，読みのために，生徒の課題にあわせたスリットを使用しています。生徒の好きな色の画用紙で，しおりサイズのスリットを制作の時間に作らせます。うっすらと次の行が見えているほうがいい生徒は，色付きクリアファイルを切り取って作ったスリットも作ります。

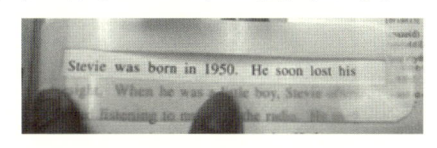

⑤その他……運動の時間にはストラックアウト（前作42ページ）という，番号のボードにボールをあてるゲームを取り入れて視機能を高める取組みをしています。

第4章▶　教育現場での実践例　123

# 特別支援学校でのトレーニングの事例
~ 「文字の形を整えて書く」ことをめざして ~

箸本淳也

## ◆ 書字がむずかしいD君

　知肢併設特別支援学校に通う小学部6年生男子の事例です。書字のときに文字がマスにおさまらず、はみだしたり、形を整えて書けなかったりすることが多く、とくに線が交差したり斜めの線が含まれたりする文字の読み書きが苦手でした。絵本の文字を読むときには、それらの文字を飛ばすことが多く、読んでいる文字を教師が示すなどの支援を行ってきました。行動観察や視覚機能チェック表、フロスティッグ視知覚検査、近見・遠見数字視写検査、MVPT-3などの視覚機能アセスメントを行うと、眼球運動や視覚機能の困難さがあり、それが読み書きの苦手さにつながっているのではないかと思われました。

|  | 眼球運動・視覚機能チェック項目 |  | 備考 |
|---|---|---|---|
| 入力機能 | 近くを見るとき、頭を傾けたり、一方の目をおおい片目だけで見ようとしたりする | ○ | 首を右に傾け、読んだり話したりすることがある |
|  | 目を細めたり、斜めから見たりするようなことがある | ○ | 目を近づけすぎて見ることがある |
|  | 読書や音読において、行飛ばしや、同じ行を読む、読んでいるところを見失うことがある | ○ | 文字を指でなぞる等の支援が必要である |
| 情報処理機能 | 鏡文字・逆さ文字・反対文字を書くことがある | ○ |  |
|  | 漢字を覚えることや書くことが苦手である | ○ | 書くことが苦手である |
|  | 探しものが目の前にあっても、気がつかない | ○ |  |
|  | 文字の綴りをよく間違える |  | 書き順を間違えることが多い |
|  | 文字の間隔をよく間違えることやマスの中に文字をバランスよく書くことがむずかしい | ○ | マスの中にバランスよく文字を書き入れることがむずかしい |
| 出力機能 | 手先を使う作業が苦手である | ○ | 細かい作業が苦手である |
|  | ひらがなや漢字の形が整わない | ○ | 特に「せ」の文字が苦手である |
|  | スキップができないなど全般的に運動が苦手であり、なわとびがリズムよく跳べない | ○ | 模倣したり、2つの動作をあわせたりすることが苦手である |

## ◆ 具体的な指導について（国語の授業）

・眼科検診では、眼科の病気はなかった。
・会話が一方的になることもあるが、言葉でのやりとりができる。
・運動は全般的に苦手で、ボールを受けたり、タイミングよく蹴ったりすることはむずかしい。
・文字を書いたり読んだりするときに、首を傾けることがある。
・眼球運動では、追従（ゆっくり動く対象をなめらかな視線で追いかける運動）および跳躍（あるポイントから別のポイントに素早く視線を動かす運動）ともにぎこちなさが見られ、視標を見るときに頭が動いたり、追従が長く持続できなかったりした。
・両眼視を苦手とし、眼を寄せる力が極端に弱かった。
・数字視写検査では、エラーは少なかったが、100秒以上（6年生の基準値24～32秒）の時間がかかった。

## ◆ トレーニングの実際

　本校では、数名の自立活動担当者が配置され、児童生徒の実態に応じて、自立活動の時間における指導が行われています。D君の担任からの要望もあり、自立活動担当者である私がD君を抽出し、ビジョントレーニングを始めました。トレーニングを行う部屋は、周囲からの視覚刺激が少なく、静かな場所を設定し、集中しやすい環境づくりを心がけました。1回のトレーニングは20分で、週に2～3回、5ヵ月間で通算50回行いました。毎回

のトレーニングは，見通しがもちやすいように決まった手順ですすめました。眼のマッサージや体操で心身をほぐしたり，指導者の眼の動きや鏡を見ることで眼球の動きを十分に意識させたりして，課題に取り組みました。

#### ①眼球運動のトレーニング

視標によるトレーニング。追従性眼球運動および跳躍性眼球運動，両眼のチームワークについて，両眼で頭を動かさないようにして，両眼で視標を追うようにしました。

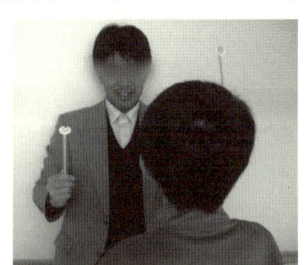

跳躍性眼球運動トレーニング

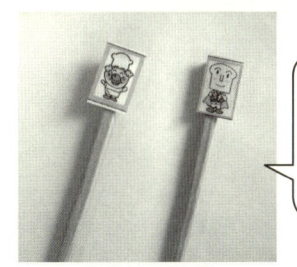

視標は，D君の好きなアニメキャラクターを使用。

手作りの視標

そのほかに，ひらがな探し，数字読み，ナンバータッチなどを行いました。

#### ②視知覚認知のトレーニング

点むすび，立体パズルなどを行いました。

#### ③眼と手の協応性のトレーニング

はさみ，ボール遊びなどを行いました。

#### ④書字のトレーニング

書字では粘土で文字を作ったり，視覚的にわかりやすい教材を用いたりするなど，形をとらえやすくしてから行いました。

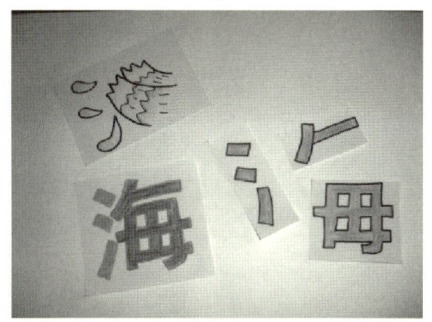

書字のトレーニング教材

### ◆ 結果

継続的な視標によるトレーニングにより，追従性眼球運動および跳躍性眼球運動や両眼のチームワークに向上が見られました。視標を追う眼球の動きがスムーズになり，頭を動かすことがほとんどなくなりました。改めて行った各種アセスメントでも機能向上が確認されました。書字では，手本をよく見て書くようになってきました。文字のバランスがよくなり，筆順や線の交差などの細かい部分にも注意が向くようになりました。また，筆圧もしっかりとし，正しい筆順で自分の名前を漢字で書けるようになりました。

この結果から，ビジョントレーニングは，特別支援学校の児童生徒を対象にした場合にも，眼球運動や視知覚認知の機能向上につながり，読字および書字の問題の改善に有効であると思われます。

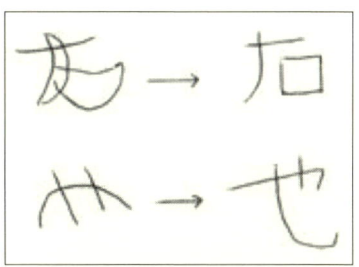

書字の変化（6月→11月）

第4章 教育現場での実践例　125

# 盲学校でのトレーニングの事例
## ～ 形の認識が困難な弱視の児童へのトレーニング ～

齋藤由紀

### ◆ 絵を描くことをいやがるEさん

Eさんは弱視があり、眼鏡をかけた視力が0.3で、就学前の教育相談に訪れた。身体を動かすことが大好きで、新しい技能も練習によって習得できた。手先が器用で、複雑な折り紙を折ることや、パズル遊びに夢中で取り組み、速く正確に完成できるようになった。その中で、次のような課題もみえてきた。
・斜めがわからない（ペグや点つなぎ）。
・ひし形などの認識や書き写しが困難。
・絵を描くことを嫌がったり、「描けない」「どうすればいいの」と言ったりする。
・文字をなかなか覚えられない。また、覚えても定着しない。

検査の結果から、追従性、跳躍性眼球運動ともに課題があることがわかった。特に、線めいろを眼でたどるテストでは、1本もたどりつくことができなかった。また、模写テストでは正確に書くことができないなど、視空間認知に課題がみられた。入学してからは、音読のとき、行を飛ばしたり、何回も同じところを読んだりする、文字の書き間違いがあるなどの実態が明らかになった。

これらのことから、Eさんについて、次のようなことが考えられる。①線が入り乱れた図を見て、意味のある線のつながりと認識できないため、文字の線の交わりが正しく理解できず、覚えることがむずかしくなる。②書き写すとき、見本の図形や文字は正しく見えているが、視覚情報を運動表現に変換できない（構成能力が正しく働いていない）。③眼球運動がうまくできないため、教科書や板書の読みなどで見るべきところを見失う。

以上、3つのことを改善するため、自立活動の時間に眼球運動と視空間認知のトレーニングを取り入れることにした。

```
トレーニングメニュー
1  ウォーミングアップ
    ストラックアウト、ボールシュート
2  眼球運動トレーニング
    線めいろ、線なぞり、眼のジャンプ、お手玉キャッチ、
    ビー玉キャッチ、数字探し、PCソフト
3  視空間認知トレーニング
    図形モザイクパズル、ペグさし、点つなぎ
4  ボディイメージトレーニング
    まねっこ体操（音楽に合わせて）、両手書き
```

### ◆ 実際の指導とEさんの様子

**(1) ストラックアウト**
①あてたい数字を自分で宣言してボールをあてる。始める前に、的を一度注視する。
②2つの文字にボールをあてて言葉をつくる。

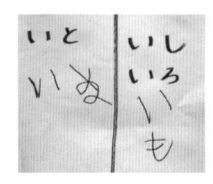

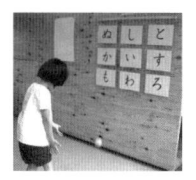

**(2) 線めいろ**
①指で線をたどる
　2～3本の簡単なものから始めて楽しみな

がらできるようにする。1本の線に色をつけてわかりやすくしたり，スタートとゴールにお気に入りのキャラクターの絵を描いたりして，意欲をもたせる。

②鉛筆で線をたどる

いつも下から上に線を引く様子がみられたので，上から下，左から右など方向を変えてたどらせた。鉛筆の先を見る，できるだけ頭を動かさずに眼と手だけを動かすことに気をつけさせた。

③眼だけでたどる

ゲーム性のある課題にして，自分から線を眼で追うようにする。

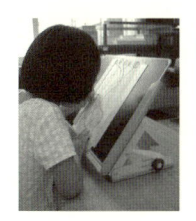

> 運動会の50m走です。先生と競争します。どのコースを選びますか？（線の先にあるゴールに，1位から6位の表示がある）

Eさんは眼だけで線を追い，素早く1位のコースを選んでシールを貼った。

④漢字めいろ

漢字は未習。これから学習する漢数字を線めいろの要領でたどるようにした。スタートとゴールに自分でシールを貼り，正しく書くことができた。

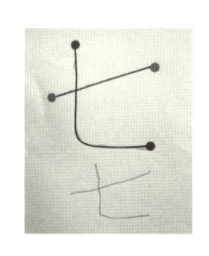

(3) 図形モザイクパズル（くもん出版）

同じ大きさ・同じ形の正方形と直角三角形を組み合わせて形をつくる。見本の形を見る，触れる，見本の形を同じように再現することを繰り返し行い，手の触覚や運動感覚も連動させながら視空間認知を育てる。むずかしい場合は，補助線を入れることで最後まで諦めずに取り組むことができた。補助線は板磁石を細く切ったものを使用した。

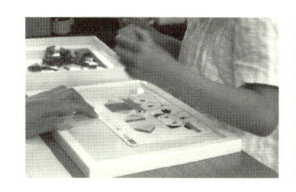

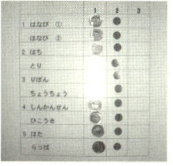

### ◆ Eさんの指導を通して（変容から）

模写については，トレーニング開始から3ヵ月後にはおおよその形をとらえられるようになり，7ヵ月後にはひし形や交差する線も書くことができるようになった。

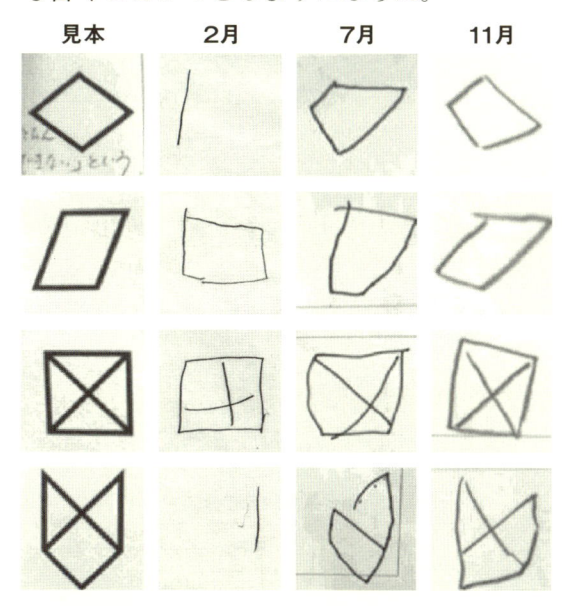

| 見本 | 2月 | 7月 | 11月 |

眼球運動が改善し，線めいろはかなり複雑な線の交わりも眼だけで追うことができるようになった。1年後のDTVPで，図形と素地に伸びがみられ，複雑な線の交わりがわかるようになった。片仮名や漢字は定着するまでに時間はかかるが，本人のがんばりもあり，ほぼ習得できている。

＊弱視：何らかの原因により眼鏡などの矯正を行っても視力が出にくい状態。

# トレーニンググッズとホームページのご案内

## 1 ホームページ

**ビジョントレーニングのサポートページ**

　ビジョントレーニングを，より手軽に，より効果的に実践していただくために，本書のサポートページをご活用ください。

①本に掲載しているパズルやジオボードの見本パターンを，原寸大でダウンロードできます。
　本に未収録の見本パターンも多く紹介しています。
②トレーニングの実践事例を投稿したり，読んだりすることができます。

### サポートページへのアクセス方法

　図書文化社のホームページにアクセスし，教育図書トップの【サポート情報】から，『学ぶことが大好きになるビジョントレーニング』のサポートページをご覧ください。ブラウザにURLを直接入力してもアクセスできます。

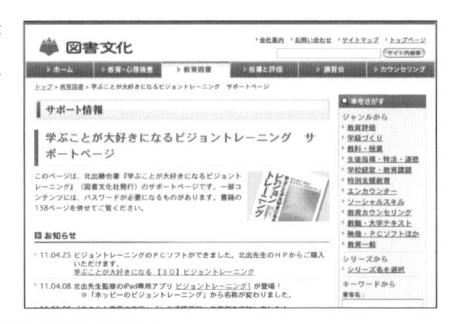

● **サポートページURL**

hhttp://www.toshobunka.co.jp/books/vision/vision.php

● **パスワード**

パスワードを求められたら，下記を入力してください。

enjoy

### 視機能トレーニングセンター JoyVision のホームページ

本書の著者,北出勝也先生のホームページです。トレーニンググッズの購入方法は,info@joyvision.bizまでメールでお問い合わせください。トレーニングに関するご相談も受け付けています。

- **JoyVisionのホームページ**
  https://visiontraining.biz/

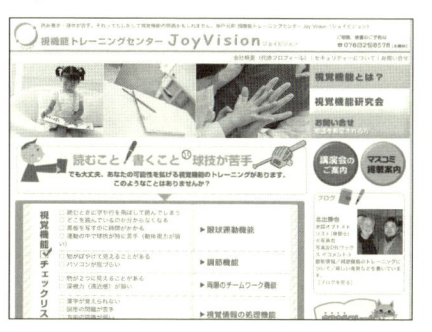

## 2　本書で使用したトレーニンググッズ

| | | |
|---|---|---|
| テングラム・パズル | 三角形や四角形のピースを組み合わせた木製のパズルです（12×12cm）。サポートページからパズルの型紙がダウンロードできます。見本パターンのシートもダウンロードできます。 | →P.68 |
| スティック・パズル | いくつかの長さの異なる棒状のピースを組み合わせた木製のパズルです（12×12cm）。サポートページからパズルの型紙がダウンロードできます。見本パターンのシートもダウンロードできます。 | →P.70 |
| ジオボード | 透明プラスチックの板に5×5の突起がついたもので,輪ゴムを引っかけて図形をつくります。サポートページから見本パターンのシートをダウンロードすることができます。ジオボードが手に入らない場合,「点つなぎ」の要領で,見本パターンをかき写すようにするとよいでしょう。 | →P.72 |
| デラックスジオボード | 大きなサイズのジオボードで,11×11の突起があります。サポートページから見本パターンのシートをダウンロードすることができます。 | →P.74 |

## 3　北出先生監修のトレーニング用ソフト

　楽しくトレーニングを行うために，パソコンやiPadなどを用いるのも，有効な方法です。メニューの中に取り入れて，三次元のトレーニングと一緒に取り組むといいでしょう。

### ビジョントレーニング1　iPad専用アプリ

　8×8のゲーム板の上で，次々に移動する色違いのマスを眼で追いかけて，指でタップするゲーム。任意の文字を指定して，それをタップすると，ミスポイントになる機能を新しく追加。

　iTunes Storeで購入可能。

　価格1,000円（税込）

### PCソフト版　ビジョントレーニングⅡ

　視覚情報を取り込むために必要な眼球運動機能に加え，得た情報を認識し，イメージする機能を，ゲーム感覚で楽しくトレーニングするパソコンソフト。

　ジョイビジョングループ加盟眼鏡店，レデックス・オンラインストア（http://www.ledex.co.jp/），Amazon等で購入可能。

　価格6,500円（税込）

### PCソフト版
### 学ぶことが大好きになる
### 3Dビジョントレーニング

　楽しく読むこと，体を動かすことが，ゲーム感覚で同時にできるPCソフト。トレーニング用のブロックストリングスも付属。

　発売元：ジョイビジョン

　価格6,300円（税込）

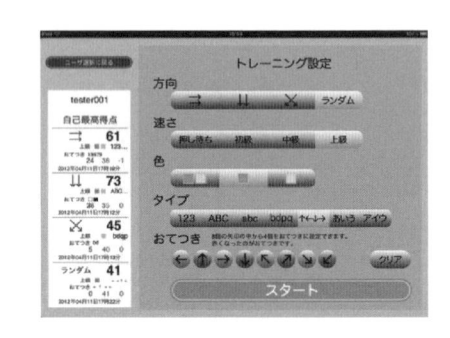

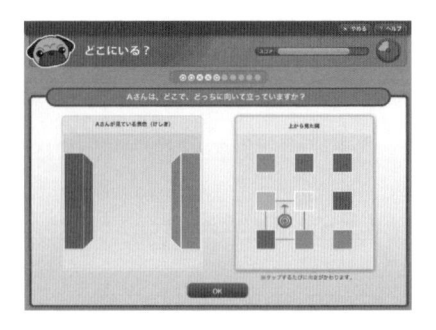

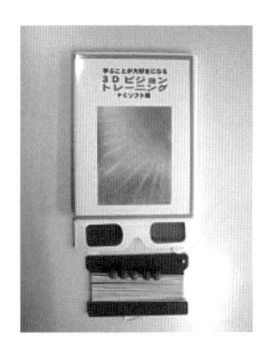

※価格等は変更される場合があります。

## 4 ビジョントレーニングについて相談できる機関

　日本でも視覚機能の検査を行う場所が少しずつ増えてきましたが，トレーニングまでを行っているところは，まだまだ少ないのが現状です。以下に，ビジョントレーニングの相談ができる全国の機関を紹介します。

| 都道府県 | 名称 | 連絡先 |
| --- | --- | --- |
| 岩手県 | ジョイビジョン岩手<br>（スマイルメガネ研究舎） | 019-625-1242 |
| 千葉県 | 眼科専門医　かわばた眼科 | 047-700-6090 |
| | 視覚発達支援センター | 047-353-3017 |
| 愛知県 | ジョイビジョン愛知<br>（メガネの井上） | 052-601-5810 |
| | ジョイビジョン名古屋<br>（近藤メガネ相談室） | 052-654-5580 |
| 大阪府 | ジョイビジョン茨木<br>（オプトアイランド） | opt.eyeland@nifty.com |
| | 大阪医科大学LDセンター | 072-684-6236 |
| 奈良県 | ジョイビジョン奈良<br>（オプト松本） | nsa41432@nifty.com |
| 兵庫県 | 視機能トレーニングセンター JoyVision<br>（代表：北出勝也） | 078-325-8578 |
| 長崎県 | ジョイビジョンさせぼ（尚時堂） | shojido@siren.ocn.ne.jp |

## 5 本書の参考文献

① 『思考のための学校──ピアジェ理論による教室や家庭でできる知能の鍛え方』
　　ハンス・G・ファース，ハリー・ワックス著　武富真紀訳　東京図書出版

② 『動く骨（コツ）── 動きが劇的に変わる体幹内操法』
　　栢野忠夫著　スキージャーナル社

③ 『視覚はよみがえる──三次元のクオリア』
　　スーザン・バリー著　宇丹貴代実訳　筑摩書房

## あとがき

　第2作目の本著も，前著と同様に，大勢の子どもさん，先生方，保護者の方のご協力によって出版が可能になりました。貴重な事例，ご研究を紹介させてくださった先生方に，心からの感謝を申し上げます。

　12年前，米国から帰ってビジョントレーニングを日本に導入しようとしたときは，ただただ視覚機能の問題で困っている日本の子どもたちを助けたいという一心で，ビジョントレーニングが現在のように広まるとは想像もしていませんでした。最初のころは「自分にできるのだろうか」という不安も大きかったものの，トレーニングに取り組んでくださる一人一人の実践が支えとなり，自信となっていきました。とくに教育現場の先生方の工夫からは，多くのことを学ばせていただき，力になりました。

　「心に思い描いたこと，楽しいビジョンを実現していくこと」が，究極のビジョントレーニングだと私は考えています。自分自身が本当に楽しむことができ，そして周りの人も楽しく笑顔になるようなビジョンを実現していくことは，最高の喜びではないでしょうか。多くの方がそれぞれのビジョンを実現していくために，本書のシリーズがお役に立つことができれば，これ以上の喜びはありません。これからもさらに精進し，ビジョントレーニングをよりよいものにしていくように努力してまいります。皆様のお力添えをどうぞよろしくお願いいたします。

　最後になりましたが，出版にあたり，図書文化社の皆様，とくに編集担当の渡辺佐恵さまに今回も大変なご尽力をいただきました。感謝いたします。

　そして，この本を，いつも私を見守り支えてくれている両親，前作と同様，本の表紙の絵を描いてくれた妻のみき，ひろと，みゆに捧げます。

　平成24年5月

　　　　　　　　　　　　　　　　　　　　　　　米国オプトメトリスト　　**北出勝也**

## 読者アンケートのお願い

本書をお読みいただきまして，どうもありがとうございました。
視覚機能の問題で困っていらっしゃる方々の参考にさせていただきたく，
アンケートにご協力をお願いいたします。みなさまのお声が大変励みになります。
今後も視覚機能の問題解決のために，よりいっそう尽力してまいります。
お名前は匿名でけっこうです。FAXかメールでお送りください。

著者　北出勝也

| 視機能トレーニングセンターJoyVision 行き |
| :---: |
| FAX　078-331-5358　　メールアドレス　info@joyvision.biz |

| | |
| --- | --- |
| トレーニングをされた方のご年齢 | （　　　）才　性別（　　　） |
| トレーニングをされる前の状態 | |
| トレーニング内容<br>（○をつけてください） | 眼球運動　・　視空間認知　・　ボディイメージ |
| トレーニング名 | |
| トレーニングの頻度 | 週（　　）回，（　　）分　くらい |
| トレーニング期間 | （　　）年（　　）か月 |
| トレーニング後の状態・ご感想 | |

## ■著者紹介

### 北出勝也 (きたで・かつや)

視機能トレーニングセンター JoyVision代表。米国オプトメトリスト。
関西学院大学商学部卒業後，キクチ眼鏡専門学校に進む。その後，米国オレゴン州のパシフィック大学に留学し，米国の国家資格ドクター・オブ・オプトメトリーを取得。オプトメトリストとは，眼の機能を検査し，最適なトレーニングを指導する視覚機能の専門家のこと。現在，「視機能トレーニングセンター JoyVision」代表として，子どもたちやスポーツ選手の視覚機能検査とトレーニングに携わる。兵庫県「LD／ADHDなどに関する相談・支援事業」の特別支援教育相談員，兵庫県立視覚支援学校の非常勤講師も務める。ビジョントレーニングの講座を全国各地で行っている。おもな著書：『学ぶことが大好きになるビジョントレーニング——読み書き・運動が苦手なのには理由があった』（著）図書文化，『発達障害の子のビジョントレーニング』（監修）講談社ほか。
視機能トレーニングセンター JoyVision　ホームページ https://visiontraining.biz/

### 【執筆協力】

井阪幸恵（和泉市立北池田小学校）

梅田英子（東京特別支援教育巡回指導講師）

梅田多津子（中野区立中野中学校通級指導学級）

大嶋有貴子（ハマダ眼科）

齋藤由紀（山形県立山形盲学校）

住田裕貴（鹿屋市立鹿屋小学校）

箸本淳也（石川県立明和特別支援学校）

濱田恒一（ハマダ眼科医院長）

森田美智子（上田市立東小学校）　　　2012年6月現在（50音順）

学ぶことが大好きになる
## ビジョントレーニング2
見る力をグングン伸ばして楽しく学習

| | |
|---|---|
| 2012年7月10日 | 初版第1刷発行［検印省略］ |
| 2020年4月20日 | 初版第9刷発行 |

| | |
|---|---|
| 著　者 | ⓒ北出勝也 |
| 発行人 | 福富　泉 |
| 発行所 | 株式会社　図書文化社 |
| | 〒112-0012　東京都文京区大塚1-4-15 |
| | TEL.03-3943-2511　FAX.03-3943-2519 |
| | 振替　00160-7-67697 |
| | http://www.toshobunka.co.jp/ |
| ＤＴＰ | 有限会社　美創 |
| イラスト | 中山昭 |
| 装　幀 | 中濱健治 |
| 印　刷 | 株式会社　加藤文明社印刷所 |
| 製　本 | 株式会社　村上製本所 |

ISBN 978-4-8100-2612-2 C3337
乱丁・落丁の場合はお取り替えいたします。
定価はカバーに表示してあります。

# シリーズ 教室で行う特別支援教育

個に応じた支援が必要な子どもたちの成長をたすけ，学校生活を楽しくする方法。
しかも，周りの子どもたちの学校生活も豊かになる方法。
シリーズ「**教室で行う特別支援教育**」は，そんな特別支援教育を提案していきます。

## ここがポイント学級担任の特別支援教育

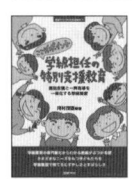

通常学級での特別支援教育では，個別指導と一斉指導の両立が難しい。担任にできる学級経営の工夫と，学校体制の充実について述べる。

河村茂雄 編著
B5判　本体2,200円

## 応用行動分析で特別支援教育が変わる

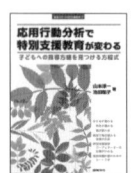

子どもの問題行動を減らすにはどうしたらよいか。一人一人の実態から具体的対応策をみつけるための方程式。学校現場に最適な支援の枠組み。

山本淳一・池田聡子 著
B5判　本体2,400円

## 教室でできる 特別支援教育のアイデア 〈小学校編〉〈小学校編Part2〉

通常学級の中でできるLD，ADHD，高機能自閉症などをもつ子どもへの支援。知りたい情報がすぐ手に取れ，イラストで支援の方法が一目で分かる。

月森久江 編集
B5判　本体各2,400円

## 教室でできる 特別支援教育のアイデア 〈中学校編〉〈中学校・高等学校編〉

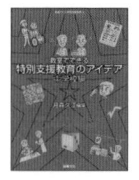

中学校編では，授業でできる指導の工夫を教科別に収録。中学校・高等学校編では，より大人に近づいた生徒のために，就職や進学に役立つ支援を充実させました。

月森久江 編集
B5判　本体各2,600円

## 通級指導教室と特別支援教室の指導のアイデア 〈小学校編〉

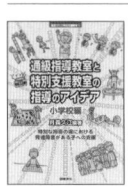

子どものつまずきに応じた学習指導と自立活動のアイデア。アセスメントと指導がセットだから，子どものどこを見て，何をすればよいか分かりやすい。

月森久江 編著
B5判　本体2,400円

## 遊び活用型読み書き支援プログラム

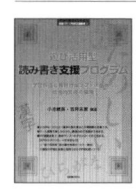

ひらがな，漢字，説明文や物語文の読解まで，読み書きの基礎を網羅。楽しく集団で学習できる45の指導案。100枚以上の教材と学習支援ソフトがダウンロード可能。

小池敏英・雲井未歓 編著
B5判　本体2,800円

---

### 人気の「ビジョントレーニング」関連書

学習や運動に困難を抱える子の個別指導に
**学ぶことが大好きになるビジョントレーニング**
北出勝也 著
Part 1　　　　　B5判　本体2,400円
Part 2　　　　　B5判　本体2,400円

クラスみんなで行うためのノウハウと実践例
**クラスで楽しくビジョントレーニング**
北出勝也 編著　　B5判　本体2,200円

### K-ABCによる認知処理様式を生かした指導方略

**長所活用型指導で子どもが変わる**
藤田和弘 ほか編著

| | | |
|---|---|---|
| 正編 | 特別支援学級・特別支援学校用 | B5判　本体2,500円 |
| Part 2 | 小学校 個別指導用 | B5判　本体2,200円 |
| Part 3 | 小学校中学年以上・中学校用 | B5判　本体2,400円 |
| Part 4 | 幼稚園・保育園・こども園用 | B5判　本体2,400円 |
| Part 5 | 思春期・青年期 | B5判　本体2,800円 |

## 図書文化

※本体価格には別途消費税がかかります

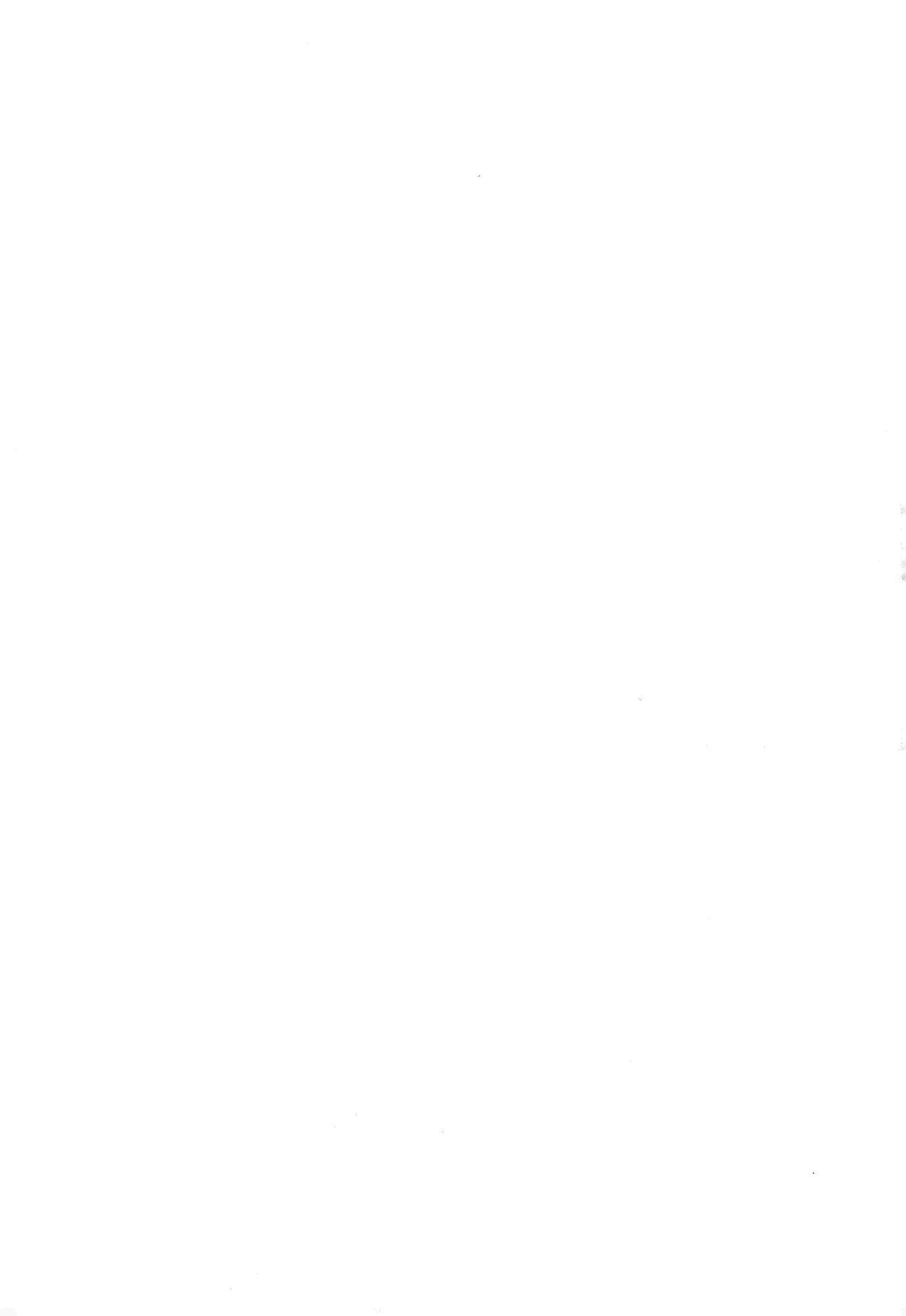